Dᵣ Edmond GAGNIEUX
Ancien externe des hôpitaux de Lyon.

# RÉSULTATS ÉLOIGNÉS

DE

# l'Opération de la Cataracte

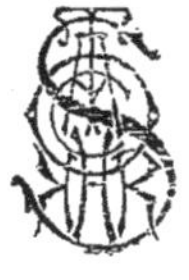

A. STORCK & Cⁱᵉ, IMPRIMEURS-ÉDITEURS. LYON
PARIS, 16, rue de Condé, près l'Odéon

1904

Dᵣ Edmond GAGNIEUX

Ancien externe des hôpitaux de Lyon.

# RÉSULTATS ÉLOIGNÉS

DE

# l'Opération de la Cataracte

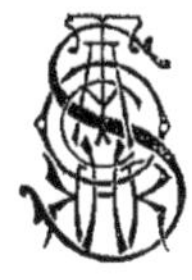

A. STORCK & Cⁱᵉ, IMPRIMEURS-ÉDITEURS. LYON

PARIS, 16, rue de Condé, près l'Odéon

—

1904

*A LA MÉMOIRE DE MES GRANDS-PARENTS*

*A MON PÈRE*

*A MA MÈRE*

*A TOUS LES MIENS*

# PRÉFACE

———

*Avant de commencer ce travail, nous tenons à offrir l'expression de notre vive gratitude à tous ceux qui ont orienté notre intelligence vers les études médicales, aux Maîtres éminents qui ont guidé nos premiers pas dans cette noble carrière. Grâce à leurs conseils, et parfois aussi à leur indulgence, la route nous a été agréable et le souvenir des jours que nous aurons vécus ensemble sera pour nous une pensée fortifiante, au moment d'aborder les graves soucis de notre profession. Puissent-ils nous inspirer cet esprit de sincérité et de droiture qui est dans les traditions de l'école lyonnaise !*

*En acceptant la présidence de notre thèse, M. le professeur Gailleton, chirurgien de l'Antiquaille, nous a profondément honoré. Nous l'en remercions sincèrement, bien heureux si notre travail a su l'intéresser.*

*Merci aussi à M. le professeur agrégé Pic, médecin des hôpitaux, qui a bien voulu nous faire l'honneur d'être du jury de notre thèse, ainsi que M. le professeur agrégé P. Courmont.*

*Nous saluons respectueusement la mémoire du regretté professeur Laroyenne dont nous fûmes l'externe à la Charité et nous nous félicitons d'avoir profité, dans son service,* de l'enseignement de M. le Professeur agrégé Condamin. Un semestre passé auprès de M. le docteur Rabot, médecin des hôpitaux, nous a permis d'apprécier toute sa bienveillance et les leçons familières qu'il nous a prodiguées, au lit des malades, resteront gravées en notre esprit.

Nous n'aurions garde d'oublier M. le professeur Devic dans le service duquel nous avons fait, pendant un temps hélas trop court, une suppléance d'interne, à l'hôpital de la Croix-Rousse. M. le docteur Bret, médecin des hôpitaux, dont nous fûmes si souvent l'obligé, sait combien il a droit à notre reconnaissance et nous serions heureux s'il voulait nous conserver l'amitié qu'il nous a témoignée au cours de nos études.

Merci aussi à M. le docteur Commandeur, accoucheur des hôpitaux, et à M .le docteur Cordier, ex-chirurgien en chef de l'Antiquaille, qui se sont montrés pour nous d'une réelle bienveillance.

Il nous reste maintenant à remplir une tâche bien agréable et c'est avec une franche émotion que nous apportons à notre Maître, M. le professeur agrégé Rollet, dont nous fûmes l'externe et le secrétaire, le tribut de notre reconnaissance. Depuis de longues années, déjà, ses avis éclairés nous ont été un guide précieux et ceux qui, comme nous, auront parfois ressenti, au début de leur carrière, le vide d'un appui moral, comprendront la dette profonde que nous avons contractée vis-à-vis du Maître dont l'amitié pour nous ne s'est jamais départie. En nous confiant le sujet de cette thèse, fruit de plusieurs années d'une pratique consciencieuse, il nous a donné une nouvelle preuve de confiance et nous espérons ne point nous en être montré indigne.

# INTRODUCTION

Il est un point, dans l'histoire de la cataracte, qui est indiscutable : c'est l'opportunité de l'intervention opératoire. Et, si les divergences éclatent entre les auteurs à propos du choix du procédé, il est certain que, 98 fois sur 100 (1), on peut retirer un bénéfice optique immédiat de l'opération. Il n'y a qu'à parcourir, pour s'en convaincre, les statistiques si brillantes, si éloquentes et que nous voulons bien croire sincères, que les ophtalmologistes de tous les pays et de toutes les écoles publient chaque année dans les ouvrages spéciaux. Cette surabondance de chiffres prouve surtout la plus ou moins grande habileté des opérateurs ; elle ne nous apprend rien de nouveau quant aux progrès à accomplir. La valeur d'un procédé ne peut se juger qu'après de longues et patientes observations, sous le contrôle d'examens répétés et entourés d'une parfaite garantie scientifique.

Aussi avons-nous été frappé du complet silence qui avait été fait sur un point qui, en l'occurrence, a

(1) E. Rollet (*Lyon Médical* du 3 novembre 1901, p. 611-616).

une importance capitale ; nous voulons parler des résultats éloignés de l'extraction de la cataracte. Et, par résultats éloignés, nous entendons les résultats observés longtemps après que le malade a subi l'intervention, quand l'œil n'a plus à subir aucun changement anatomique, en dehors des conditions physiologiques normales.

Peut-être faut-il attribuer l'indifférence des auteurs aux conditions particulièrement défavorables dans lesquelles se présentait une telle étude. Nous ne dissimulons point d'ailleurs, que, pour faire de pareilles recherches, il fallait être armé et documenté de façon spéciale.

La sollicitude si grande de notre Maître pour ses opérés, l'attention sévère et pour ainsi dire unique avec laquelle il les observe, tant pendant leur séjour à l'hôpital qu'après, tout cet ensemble de conditions éminemment avantageuses nous a permis de glaner dans son service une moisson précieuse d'observations complètes, fruit de plusieurs années de patient labeur. Il faut bien avouer que l'empressement qu'ont mis les malades à répondre à notre appel nous a rendu la tâche facile et il en est beaucoup qui, par reconnaissance plus que par intérêt, ont fait le sacrifice d'un déplacement dispendieux. Il convenait de signaler en cette place ce fait assez rare dans les annales scientifiques.

Nos recherches ont porté sur un ensemble de 162 cas.

Nous n'avons pu arriver à réunir un plus grand nombre de résultats éloignés. La plupart de nos opérés appartenaient à la classe laborieuse des villes ou de la campagne, et, de ce fait, la proportion des illettrés s'est trouvée assez considérable. L'examen de la vision a été assez difficile par suite de l'intelligence visuelle peu développée de la moyenne des malades.

Nous avons divisé notre travail en trois parties :

1° Historique de la question. Généralités sur les opérés et le mode opératoire ; conditions dans lesquelles ont été pratiqués les divers examens des malades. Coup d'œil général sur les observations ;

2° Résultats éloignés de l'intervention. Comparaison avec les résultats immédiats ;

3° De l'amélioration de l'acuité visuelle après l'opération de la cataracte et de ses causes. Observations.

# CHAPITRE PREMIER

## Historique

Les rares auteurs qui avaient entrepris une étude quelque peu approfondie sur la question s'étaient d'abord heurtés à une difficulté capitale. Les malades étaient perdus de vue après l'opération et, comme il s'agissait la plupart du temps de gens âgés, un certain nombre étaient morts. Quant aux autres, l'éloignement de leur résidence était trop considérable pour qu'ils pussent faire les frais d'un voyage long et onéreux. Ceux-là mêmes qui habitaient la ville où ils avaient été opérés ne comprenaient pas l'utilité d'un examen fréquent et répété pour une intervention qui avait en général donné de bons résultats. Le premier opticien venu les guidait sur le choix de leurs verres, quand le besoin d'en changer se faisait sentir.

Aux temps éloignés où se pratiquèrent les premières opérations de cataracte, les auteurs étaient sans cesse occupés à leurs travaux sur les cataractes secondaires. Chacun s'efforçait d'éviter cette fâcheuse complication qui était presque la règle dans les anciens procédés. Puis vint le savant de génie que fut

*Daviel* et, avec la méthode de l'extraction, ces mêmes cataractes secondaires devinrent si rares qu'on négligea complètement de suivre les opérés. Les seules complications post-opératoires, iritis, iridochoroïdite, glaucome, etc., intéressèrent les chirurgiens et encore ne tardèrent-elles pas à diminuer considérablement avec la pratique de l'antisepsie. Quant au résultat fonctionnel éloigné, celui pour lequel en somme on avait tenté l'intervention, il n'en était nullement question.

A peine trouve-t-on, épars dans les ouvrages et revues d'ophtalmologie, quelques travaux de *Tavignot* (1), de *Mirault* d'Angers et de *Bayard* (2) sur les cataractes secondaires.

Quel avenir était réservé à l'opéré de cataracte et quel pronostic porter sur l'état de la vision dans les années qui suivraient l'opération?

Il faut venir jusqu'en 1876 pour trouver une étude assez complète sur la question. Dans une thèse inspirée par *Galezowski*, *Albert* (3) fit un tableau très sombre des suites éloignées de l'opération. Dans ses conclusions, il faisait judicieusement remarquer qu'on devrait non pas tant s'attacher à trouver des procédés pour opérer efficacement les cataractes secondaires, mais tâcher de prévenir cette complication qui cinquante fois sur cent guettait l'opéré et

(1) Tavignot : *Mémoires sur les cataractes secondaires*, Paris, 1843.

(2) Bayard : *De la maturité des cataractes et des cataractes secondaires.*

(3) Albert : *Recherches sur l'acuité visuelle mesurée plusieurs années après les opérations de cataracte et sur la cause la plus ordinaire de sa fréquente diminution* (thèse Paris, 1876).

entraînait la perte absolue de la vision. Malheureusement, ses observations n'étaient pas assez nombreuses pour pouvoir en tirer des déductions d'une
portée générale et l'auteur ne tenait pas compte de
certaines différences, au point de vue opératoire.

*L. Aurand* (1), en 1894, reprit la question, mais à
un point de vue spécial. Ses remarques ne portèrent
que sur les cataractes traumatiques et il envisageait
plus particulièrement les bénéfices que l'on pouvait
retirer de l'intervention ou de la non-intervention
dans cette seule variété de cataracte.

Sur 45 malades, 5 seulement avaient été revus par
l'auteur à la clinique de l'Hôtel-Dieu. Les autres
avaient répondu à un questionnaire, très complet du
reste, mais qui n'excluait pas toute chance d'erreur.

Même remarque pour la thèse de *Bailby* (2), parue la
même année, et qui s'appliquait aux résultats fonctionnels éloignés de la cataracte molle chez les enfants.

Dans les années qui suivent, on ne trouve plus que
quelques rares travaux de *Martin* (3), *Berceot* (4) et
*Huge* (5) sur les complications post-opératoires et en
particulier sur les cataractes secondaires.

(1) L. AURAND : *Résultats éloignés de l'intervention et de la non-
intervention dans les cataractes traumatiques* (thèse Lyon, 1894).

(2) BAILBY : *Des résultats fonctionnels éloignés de la cataracte molle
chez les enfants* (thèse Lyon, 1894).

(3) MARTIN : De la cataracte secondaire. Étiologie, fréquence,
causes et traitement (*Revue mensuelle des maladies des yeux,* Mar-
seille, 1895).

(4) BERCEOT : *Quelques considérations sur le traitement des cataractes
secondaires* (thèse Paris, 1894).

(5) HUGE : *De la cataracte secondaire et de son extraction par la
sclérotique* (thèse Strasbourg, 1875).

En 1896, *Marshall* (1) publia une série de
1.519 opérations de cataractes dont il avait pu
obtenir des résultats éloignés chez le tiers environ.
Le premier, il signale, sans l'expliquer du reste,
l'amélioration, vraiment surprenante dans certains
cas, de l'acuité visuelle chez les opérés. Mais le gros
reproche que l'on peut adresser à l'auteur anglais, c'est
d'avoir appelé résultats éloignés des résultats obtenus
de cinq à six semaines, rarement plus, après l'opération. *Marshall* s'excuse d'ailleurs de n'avoir pu revoir
ses opérés après un temps plus considérable et il invo-
que justement les difficultés qu'il a rencontrées dans
ses recherches sur des résultats plus reculés. Il est
évident qu'après une période aussi courte, l'œil est
encore apte à subir certaines transformations qui ne
seront définitives que longtemps plus tard, et dans
ces modifications nous avons plus particulièrement
en vue les changements de courbure cornéenne qui,
dans certaines méthodes opératoires, comme l'extraction à grand lambeau, demandent plusieurs mois pour
compléter leur évolution.

Pendant les trois premiers mois qui suivent l'opération de la cataracte, l'acuité visuelle s'élève suivant
une courbe presque régulière ; tous les auteurs sont
d'accord sur ce point. La disparition progressive,
parfois totale de l'astigmatisme cornéen suffit à expliquer ce changement.

Il était intéressant de rechercher ce que devenait
l'œil opéré, au point de vue fonctionnel principale-

(1) Marshall : Immediate and remote results of cataract extraction
(*Roy. London opht. Hospital Reports*, octobre 1896).

ment, dans un avenir plus lointain. Et c'est pourquoi
nous avons fait des résultats éloignés de l'opération
le sujet de notre étude qui devra prendre place
parmi les rares travaux d'ensemble parus sur la
question. Si notre statistique n'est pas aussi impo-
sante que celle de *Marshall*, elle aura du moins le
mérite de rentrer dans l'esprit exact de la définition
et, en moyenne, tous nos malades ont été examinés
de nouveau un an environ après l'intervention. Nous
croyons, grâce aux précieuses indications que nous a
fournies notre Maître, n'avoir rien négligé pour établir notre travail sur des bases sérieuses. Les conclusions auxquelles nous a mené l'étude attentive et
raisonnée de nos observations s'appuient sur des
données purement scientifiques et ne procèdent
d'aucune hypothèse.

## Généralités sur les opérés et le mode opératoire

Avant de publier les cent-soixante-deux observations qui forment la base de notre ouvrage nous
croyons utile de donner quelques explications sur la
méthode opératoire employée.

Les précautions prises avant l'opération sont des
plus simples : nettoyage général du malade et changement de linge. Au moment de l'opération, lavage anti-
septique complet de la région, grand lavage oculaire à
l'oxycyanure ou à l'hermophényl, désinfection du sol
ciliaire à l'huile biiodurée et anesthésie locale à la
cocaïne.

Quand la conjonctive présente une vascularisation

anormale, instillation d'adrénaline au millième. Cette pratique a l'avantage d'éviter la légère hémorragie qui se produit au moment de la taille du lambeau conjonctival. La pupille a été préalablement dilatée au maximum les jours précédents. L'expulsion du cristallin en est plus facile, la blessure de l'iris moins à redouter et les prolapsus n'en sont pas plus fréquents, car le sphincter possède alors une certaine tonicité qui s'oppose à sa sortie. Comme instruments, la seule innovation consiste dans l'emploi d'un crochet mousse spécial pour relever la paupière supérieure. En général, tous nos malades ont été opérés par la méthode de Daviel à grand lambeau intéressant un peu plus des deux cinquièmes de la portion supérieure de la cornée.

Les larges incisions ne présentent, en dehors de la surface plus étendue exposée à l'action des microorganismes, aucune condition plus défavorable à la prompte cicatrisation que les petites, et elles offrent le grand avantage de permettre une sortie facile du cristallin et de ses masses corticales. Notre Maître s'efforce de ne point faire d'iridectomie, sauf dans les cas de cataractes anciennes et adhérentes, iris rigides, etc., où l'on ne peut agir autrement. « L'iridectomie, employée encore systématiquement par quelques auteurs, simplifie sans doute l'opération, mais ne saurait nullement, comme on l'a avancé, prévenir une cataracte secondaire ou une infection. Dans la suite, cette brèche irienne est disgracieuse et gêne le sujet en pleine lumière (1). » Au moment

(1) E. ROLLET, *loco citato*.

de l'incision cornéenne, notre Maître laisse un lambeau assez élevé. Par ce moyen, on évite la hernie de l'iris qui, si elle se produit dans le cours de l'opération, se réduit ensuite spontanément. Kystitomie classique. Pas de lavages de la chambre antérieure; ils ne parviennent pas à nettoyer le champ pupillaire des débris qui peuvent s'y trouver et ils peuvent être dangereux. Il est préférable de pratiquer le massage de la cornée à travers les paupières pour expulser les dernières masses qui restent enclavées en arrière de l'iris. L'ésérine est absolument proscrite pour cette raison qu'elle reste inefficace dans une chambre antérieure ouverte. Pansement sur l'œil opéré: coton sec ou imbibé de bleu de méthylène, gaze et bande de toile. Cette dernière bande est serrée assez fortement, sans toutefois occasionner de la douleur. Cette méthode constitue, à l'avis de notre Maître, le traitement vraiment prophylactique des prolapsus de l'iris.

Le pansement est renouvelé le cinquième jour, parfois au quatrième. Grâce à cette technique, les accidents infectieux sont exceptionnels. Si, dans les jours qui suivent l'opération, on constate encore la présence de débris cristalliniens dans le champ pupillaire, on instille régulièrement de l'atropine. Cette thérapeutique a été érigée en méthode par M. le professeur agrégé *Rollet* et, depuis plusieurs années que nous sommes dans son service, nous avons été à même d'en contrôler les heureux résultats. Grâce à l'imbibition plus grande par l'humeur aqueuse, les produits secondaires se résorbent rapidement et arrivent à disparaître. C'est là un fait peu connu des ophtalmologistes et sur lequel nous reviendrons plus explicitement dans le cours de notre étude.

L'acuité visuelle, rigoureusement déterminée à 5 mètres avec l'optotype dernier modèle de *de Wecker*, a été prise du dixième au quinzième jour après l'opération. L'excellent petit atlas de *Galezowski* nous a servi à rechercher l'acuité pour la vision de près. Nous avons employé, dans nos mensurations ophtalmométriques, l'appareil si pratique de *Javal* et *Schiœtz*. L'aspect de la pupille, sa forme et ses dimensions, tout cela a été soigneusement noté et dessiné au départ sur un cahier spécial. En outre, on a conseillé aux malades de revenir tous les deux ou trois mois, soit pour surveiller l'œil opéré, soit pour changer les verres des lunettes. C'est ce qui nous a permis de recueillir un si grand nombre de résultats éloignés. Il serait désirable que cette pratique fût généralisée dans les services hospitaliers. La science ne pourrait qu'y gagner et on aurait ainsi un sûr moyen de vérifier le rendement pratique d'une opération.

Toutes nos observations portent le numéro d'inscription du registre, la date de l'opération et l'époque à laquelle le malade a été revu. Nous avons fait un résumé aussi succinct que possible de chaque cas et les résultats rigoureusement exacts que nous donnons au cours de cette étude ont tous été déterminés soit par nous, soit par nos amis les docteurs *Bérard* et *Dubreuil*, sous le contrôle sévère de notre Maître.

## Coup d'œil général sur les observations

Passons maintenant à l'analyse brève des observations. On voit que la cataracte sénile a été de beaucoup la plus fréquente. Voici d'ailleurs la répartition des opérés suivant l'âge.

| Age | Nombre de cas |
|---|---|
| De 80 à 90 ans | 1 |
| De 70 à 80 — | 45 |
| De 60 à 70 — | 71 |
| De 50 à 60 — | 29 |
| Au-dessous de 50 ans | 16 |

Nos résultats concordent avec ceux de *Galezowski* (1) et de *Schwitzer* (2) qui ont trouvé le maximum de fréquence entre 60 et 70 ans. D'autre part, *Neubürger* (3), calculant la fréquence des cataractes opérées d'après les notes de la clinique d'Hirschberg, trouve sur 1.010 opérés les chiffres suivants :

| Age | Nombre de cas | Pourcentage |
|---|---|---|
| De 1 à 10 ans | 104 | 10,3 |
| De 10 à 20 — | 37 | 3,7 |
| De 20 à 30 — | 29 | 2,9 |
| De 30 à 40 — | 43 | 4,3 |
| De 40 à 50 — | 70 | 6,9 |
| De 50 à 60 — | 204 | 20,2 |
| De 60 à 70 — | 330 | 39,7 |
| De 70 à 80 — | 174 | 17,2 |
| De 80 et au-dessus | 19 | 1,9 |

(1) GALEZOWSKI (*Recueil d'Ophtalm.*, 1882, p. 719).

(2) SCHWITZER (*Ann. d'Ocul.*, 1900, p. 79).

(3) NEUBÜRGER : Ueber die Haenfigkeit der Saarbildung in den verschiedenen Lebensaltern (*Centralblatt f. p. Augenh.*, 1893, p. 268).

De *Wecker* donne les chiffres suivants sur la fréquence générale de la cataracte :

| 1re décade | 2e | 3e | 4e | 5e | 6e | 7e | 8e | au-dessus de 80 ans |
| --- | --- | --- | --- | --- | --- | --- | --- | --- |
| 1 | 0,97 | 1,25 | 2,5 | 7,5 | 31,25 | 58,75 | 61,75 | 33,75 |

Il en résulte donc que la fréquence de la cataracte augmente progressivement et considérablement de l'âge de 50 jusqu'à 80 ans, mais qu'elle semble diminuer après cet âge. Au point de vue du sexe, nous avons trouvé :

| Hommes | Femmes |
| --- | --- |
| 100 | 62 |

Les cataractes se distribuent suivant les variétés suivantes :

| | |
| --- | --- |
| Cataracte dure | 52 |
| Cataracte demi-molle (régressive avec masses plus ou moins abondantes) | 82 |
| Cataracte molle | 2 |
| Cataracte morgagnienne | 2 |

Les cataractes séniles ont été de beaucoup les plus fréquentes et ce que nous dirons dans la suite se rapportera plus spécialement à ce genre de cataracte.

Viennent ensuite :

| | |
| --- | --- |
| Cataracte traumatique | 8 |
| Cataracte congénitale | 4 |
| Cataracte diabétique | 1 |

Sous le rapport de la méthode opératoire, nous trouvons :

Comme nous l'avons dit dans le précédent chapitre, l'iridectomie n'a été pratiquée que dans les
cas d'absolue nécessité, soit par suite de l'indocilité
du malade ou de son inintelligence à exécuter les
mouvements commandés, soit parce qu'il fallait
ménager, à travers l'iris, une brèche de sortie suffisante. Dans d'autres cas, la présence d'iris rigides
ou mal dilatés, des adhérences nombreuses et
résistantes, un noyau volumineux, ont commandé
l'extraction combinée. Cette alternative s'est ren-
contrée 21 fois pendant le cours des opérations.

Dans l'observation portant le n° 447 du registre,
il y a eu une véritable iridectomie traumatique
qui s'est produite pendant l'opération au moment
de la contre-ponction de la cornée. Cet accident
a, du reste, été provoqué par un mouvement
intempestif du malade. Dans un autre cas (n° 394),
l'iridectomie a été nécessitée par la présence d'un
vaste leucome empiétant largement sur la pupille.
Le malade signalé au n° 39 était porteur d'un
ptérygion s'étendant sur la moitié interne de la
cornée ; l'iridectomie a été en somme pratiquée
dans un but optique. Dans une autre circonstance,
on a fait, à vrai dire, une simple iridotomie avec
conservation du sphincter. L'ouverture de l'iris a été
motivée par l'enchâssement en arrière de masses
corticales périphériques que la curette et le massage
n'avaient pu expulser.

La grosse majorité des cataractes a été opérée par
extraction simple et la conservation intégrale du
sphincter irien est certainement considérée aujour-
d'hui comme le procédé de choix, quant à l'ensemble
des ophtalmologistes. Cette méthode n'a donné depuis
près de dix ans que d'excellents résultats entre les
mains de notre maître. Les défauts optiques sont
considérablement diminués grâce à la rondeur et à la
mobilité de la pupille tandis que l'inverse a lieu avec
la brèche iritique à bords adhérents et immobiles.
Le résultat esthétique n'est d'ailleurs pas négligeable
chez les jeunes sujets. En supprimant l'iridectomie,
on supprime un temps douloureux de l'opération.
Il ne se produit plus d'hémorragies intra-oculaires,
souvent si lentes à se résorber. La suppuration que
*de Græfe* redoutait si fort et contre laquelle il avait
spécialement imaginé sa méthode d'extraction, n'est
plus à craindre aujourd'hui avec les merveilleux
moyens dont dispose l'antisepsie.

Cette prétendue accommodation des aphaques,
que tant d'auteurs ont signalée, commentée, n'est-
elle pas expliquée par l'influence des mouvements
pupillaires sur la perception des objets, comme le
veulent *Forster* (1) et *Abadie ?* (2). L'iris agit surtout
en réglant l'étendue des cercles de diffusion suivant
la progression de l'objet. Cette amplitude d'accommodation va sans cesse en augmentant chez les opérés

(1) Forster: De l'accommodation dans l'aphakie. (In *Journal d'oph.*,
1872).

(2) Abadie, in *ibidem.*

de cataracte et c'est une des causes constantes de l'amélioration de l'acuité visuelle. Il y a donc lieu d'extraire les cataractes sans iridectomie dans tous les cas ou l'on peut espérer pouvoir tirer profit de cette pseudo-accommodation.

Enfin, dans trois cas seulement, on a pratiqué l'extraction du cristallin dans sa capsule et cette pratique, qu'attend peut-être un avenir meilleur, a été suivie des meilleurs résultats.

Au nombre des incidents qui se sont produits pendant l'opération nous ne trouvons que l'issue d'une très petite quantité de vitré et les deux iridectomies traumatiques signalées plus haut.

Cette complication ne s'est produite que trois fois seulement et nous ne croyons pas qu'on doive en exagérer la gravité, du moins quand l'issue du vitré est légère. Depuis la généralisation de l'emploi de la cocaïne comme anesthésique oculaire, il est d'ailleurs bien moins redoutable. La contraction des muscles droits, la pression exercée par le blépharostat, l'indocilité du malade, en sont souvent la cause, sans parler de l'inexpérience de l'opérateur. Dans les trois cas, l'accident s'est produit au moment de l'ouverture de la capsule et dans un cas on a pu incriminer une fluidité spéciale du vitré, puisque l'accident s'est produit à la deuxième opération et malgré toutes les précautions. La meilleure façon de le prévenir est de supprimer complètement l'usage du blépharostat. M. le professeur agrégé *Rollet* emploie à cet effet un crochet spécial, maintenu par un aide, pour soulever la paupière supérieure. On évite ainsi toute pression dangereuse sur le globe au moment de l'ouverture de la chambre antérieure.

Parmi les complications post-opératoires, signalons en premier lieu l'enclavement de l'iris, la « bête noire » redoutée dans l'extraction simple et qui constitue en effet le *damnum suspensum* pour l'avenir de l'œil opéré, autant par les tiraillements doulou_ reux exercés sur la zone ciliaire que par les dangers d'infection possible. Nous en trouvons douze cas dans notre statistique et encore, il convient d'ajouter que, dans la plupart des cas, il ne s'agit que de pincements et non de véritables hernies. L'iridectomie avait été pratiquée cinq fois et elle n'a pas semblé diminuer les chances de cet accident. Nous n'avons pas trouvé d'autres causes pour l'expliquer que le peu de tranquillité des malades.

L'action du collyre à l'ésérine contre le prolapsus, est du reste purement illusoire. Certains auteurs, *Mutermilch* (1) et *de Gama* (2) entre autres, prétendent même que l'atropine, avant et après, est le meilleur moyen de prévenir l'enclavement de l'iris. Quelle conduite tenir en face d'un enclavement constitué ? Une expectative prudente est de règle. Il n'est point sans danger, comme le font certains opérateurs, de réséquer le prolapsus en rouvrant les lèvres de la plaie. Une cautérisation légère et répétée, mais toujours prudemment maniée, amène presque toujours la rétrocession de la hernie et la

(1) Mutermilch : Extraction de la cataracte sans iridectomie (*Gaz. lekorska*, n° 36).

(2) De Gama : Lettre écrite au *Brit. medical Journal*, 1899.

E. Gagnieur.　　　　　　　　　　　　　　　　2

disparition des symptômes douloureux. Il se constitue alors une cicatrice résistante et solide qui forme une barrière suffisante contre l'infection.

L'épanchement de sang dans la chambre antérieure s'est rencontré quatre fois et, dans tous les cas, après la section de l'iris. En général, l'hypohema s'est résorbé assez rapidement dans les jours qui ont suivi l'opération. Néanmoins, c'est là une complication ennuyeuse et qui a le gros inconvénient de rendre le temps de la kystitomie plus difficile. On a même voulu lui faire jouer un certain rôle dans la production des cataractes secondaires. C'est un grief de plus à l'encontre de l'iridectomie.

Nous avons observé du délire post-opératoire chez trois malades ; trois autres ont présenté un peu de conjonctivite avec œdème palpébral ; dans un cas, l'irritation, car il n'y a pas eu à proprement parler d'infection, s'est produite à la suite d'une instillation d'atropine. On trouve encore deux cas d'eczéma palpébral et un retard dans la formation de la chambre antérieure chez deux malades. Plus fréquemment, nous avons noté, soit au niveau de la plaie opératoire, soit sur une grande étendue de la cornée, une infiltration en nappe, diffuse, atteignant dans un cas les proportions d'un véritable leucome. Ces kératites post-opératoires nous ont toujours paru sans gravité, ayant une tendance à régresser spontanément. Nous ne croyons pas qu'il s'agisse là d'une infection, mais plutôt d'une mauvaise nutrition du lambeau et du retard à la cicatrisation de la plaie, comme cela se produit fréquemment chez les vieillards et, en général, chez les individus dont la nutrition est ralentie.

Au rang des complications plus sérieuses, il faut noter l'iritis qui, dans un cas, s'est accompagnée de la formation d'exsudats plastiques dans le champ pupillaire. Dans deux autres observations, l'iritis n'a été que passagère et on a pu invoquer justement la diathèse rhumatismale. Le malade de l'observation n° 371 a eu une kératite à hypopion qui est apparue au huitième jour environ de l'opération ; l'affection a d'ailleurs rapidement rétrocédée grâce aux injections sous-conjonctivales de bleu de méthylène. Nous sommes actuellement, en ophtalmologie, assez bien armés contre ces complications pour n'avoir pas à les redouter.

Dans deux cas, on a observé après l'opération, de l'iridodonésis ; on se trouvait évidemment en présence d'un ramollissement spécial du corps vitré chez les deux malades.

Quant à la vision colorée dont *Masson* a fait une excellente étude dans sa thèse (1), beaucoup de malades l'ont rapportée avec d'autres phénomènes habituels chez les opérés de cataracte tels que, diplopie passagère, vertiges, etc... Généralement, tous ces symptômes disparaissent rapidement et le chirurgien n'a pas lieu de s'en préoccuper. Dans un seul cas, nous avons eu à prescrire un verre opaque pour l'œil non opéré dont la vision était du reste inférieure.

(1) MASSON : *De l'astigmatisme cornéen post-opératoire. Vision des couleurs chez les opérés de cataracte* (thèse Lyon, 1883).

Nous ne parlerons que pour mémoire de l'hémorragie du vitré survenue chez un malade âgé de soixante ans et présentant manifestement des stigmates d'artério-sclérose. La fragilité spéciale des parois vasculaires, la distension brusque des vaisseaux au moment de la décompression produite par l'opération, sont des raisons suffisantes pour l'expliquer. Le fond d'œil, inéclairable au début, a retrouvé dans la suite une parfaite limpidité. Ajoutons que cet accident est, heureusement, assez rare, car la thérapeutique se trouve souvent désarmée.

En terminant, signalons un décollement rétinien survenu sept mois après l'extraction chez un myope fort, porteur de lésions choroïdiennes avancées.

# CHAPITRE II

## Résultats éloignés de l'opération.

Nous étudierons, au cours de ce chapitre, les résultats fonctionnels éloignés de l'opération de la cataracte et, pour qu'on puisse établir un point de comparaison, nous donnerons, bien entendu, les résultats immédiats obtenus dix à quinze jours, en moyenne, après l'extraction. Pour éliminer le plus de chances d'erreur, tous nos malades ont été examinés suivant le même procédé, avec le même éclairage et en nous servant des optotypes déjà signalés.

Pour plus de commodité, nous avons groupé les acuités en diverses classes aussi rationnelles que possible. Cette classification a du reste été empruntée à notre Maître dans un précédent travail.

### A. — RÉSULTATS IMMÉDIATS.

1° *V à 5 m.*

| Évaluation de l'A. | Nombre de cas |
|---|---|
| V = 1 . . . . . . . . . . | 4 |
| 2/3 à 1/4 . . . . . . . . . . | 35 |
| 1/5 à 1/8 . . . . . . . . . . | 34 |
| 1/9 à 1/10 . . . . . . . . . . | 24 |

| Évaluation de l'A. | Nombre de cas |
|---|---|
| 1/11 à 1/15 . . . . . . . . . | 21 |
| 1/18 à 1/30 . . . . . . . . . | 28 |
| 1/30 à 1/50 . . . . . . . . . | 5 |
| V = 0 . . . . . . . . . | 1 |

Ce qui donne pour le pourcentage :

| | |
|---|---|
| V = 1 . . . . . . . . . | 2,40 p. 100 |
| 2/3 à 1/4 . . . . . . . . | 21,70 — |
| 1/5 à 1/8 . . . . . . . . | 27,30 — |
| 1/9 à 1/10 . . . . . . . . | 13,80 — |
| 1/11 à 1/15 . . . . . . . | 12,90 — |
| 1/16 à 1/30 . . . . . . . | 17,20 — |
| 1/30 à 1/50 . . . . . . . | 3,08 — |
| V = 0 . . . . . . . . | 0,60 — |

En somme, chez 162 opérés, on a eu :

| | |
|---|---|
| Vision très bonne. . . . | 24,10 p. 100 |
| — bonne. . . . . . | 27,30 — |
| — passable. . . . . | 26,70 — |
| V = inférieure . . . . | 11,90 — |

D'après le procédé opératoire, la moyenne établie est la suivante :

| EXTRACTION AVEC IRIDECTOMIE | | EXTRACTION SANS IRIDECTOMIE | |
|---|---|---|---|
| V = 1 . . . . . | 2,90 p. 100 | V = 1 . . . . . | 2,4 p. 100 |
| 2/3 à 1/4 . . . | 23,50 — | 2/3 à 1/4 . . . . | 22,4 — |
| 1/5 à 1/8 . . . | 11,75 — | 1/5 à 1/8 . . . . | 29,6 — |
| 1/9 à 1/10 . . . | 50,50 — | 1/9 à 1/10 . . . . | 13,6 — |
| 1/11 à 1/15 . . . | 14,70 — | 1/11 à 1/15 . . | 13,6 — |
| 1/16 à 1/30 . . . | 20,50 — | 1/16 à 1/30 . . . | 16,10 — |
| 1/30 à 1/50 . . . | 5,80 — | 1/30 à 1/50 . . . . | 1,6 — |
| V = 0 . . . . . | 0 — | V = 0 . . . . . | 0,8 — |

Nous avons fait entrer dans notre statistique trois cas d'extraction du cristallin dans sa capsule dont deux opérés avec iridectomie et l'autre sans iridectomie. De la lecture de nos tableaux, il ressort que l'acuité visuelle est un peu plus élevée avec l'extraction simple. *Ring* (1) réunissant les statistiques des extractions publiées par *Agnew, Knapp, Noyes, Bull, Webster, Gruening, Wecks, Derby, Panas, de Wecker, Galezowski, Schweigger, Pomeroy, Kerschbaumer* et d'autres, établit le fait suivant :

| La moyenne de 1.032 cas d'extraction combinée | | La moyenne de 1.183 cas d'extraction simple | |
|---|---|---|---|
| Succès parfait. . . . | 88,88 | Succès parfait. . . . | 90,82 |
| Succès partiel. . . . | 7,45 | Succès partiel. . . . | 6,83 |
| Insuccès . . . . . . | 4,47 | Insuccès . . . . . . | 2,88 |
| Acuité visuelle moyenne . . | 0,34 | Acuité visuelle moyenne. . . | 0,48 |

Dans la catégorie $V = 0$, nous avons classé un malade qui est parti avec des hémorragies du vitré qui ont du reste disparu dans la suite. On remarquera le petit nombre d'acuités normales ou même très bonnes. Cela tient à ce que le malade est parti avec un astigmatisme post-opératoire considérable, le plus souvent irrégulier et par là même non susceptible d'être corrigé complètement par les verres. Il ne faut pas s'étonner de trouver dans les statistiques d'autres opérateurs des acuités relativement supérieures. La détermination de la vision chez leurs opérés n'a été faite que longtemps après l'opération, quand le malade n'était plus sous l'influence du shock opératoire et alors que l'astigmatisme cornéen avait en partie disparu.

(1) RING : The combined versus the simple extraction of cataract. A study of over 2.000 cases (*Medical Record*, 23 février 1895).

2° *V. à 0 m. 30.* — Les mêmes remarques s'appliquent aux chiffres trouvés pour la vision de près. Voici, à ce sujet, quels sont les résultats que nous avons obtenus :

| | | |
|---|---|---|
| Vision très bonne. . . . | 16,3o | p. 100 |
| —    bonne. . . . . . | 16,3o | — |
| —    assez bonne . . . | 37,7o | — |
| —    médiocre . . . . | 14,5o | — |
| —    très inférieure. . | 19,3o | — |

Elles se répartissent ainsi qu'il suit, d'après le procédé opératoire :

| | EXTRACTION COMBINÉE | | EXTRACTION SIMPLE | |
|---|---|---|---|---|
| Vision très bonne . . . | 15,70 | p. 100 | 16,90 | p. 100 |
| —    bonne . . . . . | 15,70 | — | 16,90 | — |
| —    assez bonne . . | 31,4o | — | 40 » | — |
| —    médiocre. . . . | 15,20 | — | 13,80 | — |
| —    très inférieure . | 26,3o | — | 12,3o | — |

Comme pour la vision à 5 mètres, la proportion d'acuités moyennes est un peu plus élevée dans l'extraction simple. Le sphincter irien agit en effet comme le trou sténopéique. Il contribue par sa mobilité, à augmenter la netteté de l'objet, tout en corrigeant une partie de l'As. Nous n'avons pu examiner tous les malades au point de vue de la vision à 0 m. 30. La proportion des illettrés est en effet considérable dans la clientèle hospitalière.

3° *Astigmatisme post-opératoire.* — La détermination de l'astigmatisme cornéen n'a pu être faite que chez un nombre relativement restreint d'opérés, du moins immédiatement après l'opération. Voici le résultat de nos mensurations ophtalmométriques.

Sur cinquante sujets examinés au Javal, du 10e au 15e jour de l'opération, la moyenne de l'astigmatisme a été de 5 à 8 dioptries. Dans un cas, on a trouvé As = 3 D. et dans un autre 14 D. D'une façon générale, l'As, ainsi produit est presque toujours irrégulier et cette irrégularité se constate à l'ophtalmomètre par la distorsion de l'image. La valeur de As. cornéen opératoire est un peu plus élevée avec le procédé à iridectomie. Nous avons trouvé une moyenne de 8 D. Dans les deux cas, cet astigmatisme n'est pas corrigeable en totalité, mais la vision obtenue avec des verres sphéro-cylindriques est bien supérieure à celle donnée par des sphériques simples. Les changements de courbure cornéenne sont le plus accusés suivant le méridien horizontal, dans la méthode d'extraction à grand lambeau. La différence de réfraction observée sur le méridien vertical est en moyenne de 2 D. après l'opération ; la courbure de la cornée diminue donc d'une façon sensible suivant ce méridien.

La production de l'astigmatisme cornéen à la suite de l'extraction de la cataracte n'a guère été étudiée que depuis l'invention de l'ophtalmomètre par *Helmotz*. En 1866, *Haas* (in *Klinische beobachtungen aus die Augenheilaustæt)* signalait l'influence de la taille du lambeau sur la direction de l'As. En 1869, *Woinow* et *Keuss* le mesurent avec l'ophtalmomètre d'Helmotz et ils concluent en disant que la courbure du diamètre horizontal ne variait pas après l'incision.

Ces résultats n'ont pas lieu de nous surprendre si l'on songe combien l'instrument d'*Helmotz* était d'un maniement délicat et difficile. *Warlomont* (1), à l'article « cataracte » du Dictionnaire Encyclopédique, signale la déformation cornéenne qui se produit après l'extraction et l'avantage qu'il y a à la corriger, quand on le peut, avec des verres sphériques et cylindriques combinés.

Quelle est la cause de cet astigmatisme ? D'après les travaux d'*Arlt* et de *de Wecker*, signalés dans la thèse de *Masson*, il faut l'attribuer aux débris de capsule, de cristallin et d'iris qui s'interposent entre les lèvres de la plaie ou au-dessous. Il nous semble qu'il faut faire jouer un certain rôle au processus de cicatrision et aux phénomènes d'hypergenèse qui se passent dans le tissu cornéen au niveau de la plaie opératoire.

Cet As. procède suivant des données constantes et régulières et l'axe du méridien à stigmate est toujours déterminé par la direction de l'incision. D'après les recherches de *Weber*, de *E. Scinenti* (2), sur 146 opérés, il semble bien établi que la réfraction augmente dans le méridien parallèle à l'incision et diminue dans le rayon perpendiculaire. Cet allongement du méridien vertical, que tous les auteurs ont constaté, résulterait d'après *Otto Becker* qui l'a observé anatomiquement, du déplacement des lèvres de la plaie.

(1) Warlomont : Article « cataracte » du *Dictionnaire des sciences médicales*.

(2) E. Scinenti : Observ. ophtalmométriques sur 146 opérés (*Annalo di ottalmologia*, p. 299-329),

Ceci n'explique qu'une partie de l'As.; le reste est probablement dû, en dehors des causes que nous avons signalées plus haut, à l'action des muscles droits du bulbe, surtout des droits latéraux.

D'après les mensurations ophtalmométriques auxquelles nous nous sommes livrés chez 50 opérés, l'astigmatisme opératoire est dû davantage à l'augmentation de courbure du méridien parallèle, qu'à l'allongement du méridien perpendiculaire à l'incision cornéenne. Ces résultats ne font que confirmer les travaux de *Kriwitzki* (1) et de *B. Treutler*.

Quelle est la valeur de cet astigmatisme ? Elle est à peu près constante pour un procédé donné, mais diffère très sensiblement suivant la méthode employée. Dans l'extraction à grand lambeau, telle que la pratique notre Maître, elle est considérable. Pour *Dolganoff* et *Pfingst*, la moyenne serait de 7 D. 17 dans les cas sans complications. Plus l'incision est sclérale, plus l'As. est faible. La méthode d'extraction linéaire donne le minimum de déformation ; l'astigmatisme qui en résulte est régulier et plus facilement corrigeable. C'est dans les cas de prolapsus de l'iris que l'on observe la plus grande valeur de l'As. (19 D. dans un cas de *Schiœtz* et 22 D. dans celui de *Pfingst*).

En résumé, suivant les conclusions de *Bajardi* (2),

(1) Kriwitzki : *Sur l'As. cicatriciel de la cornée après l'opération de la pupille artificielle et l'extraction linéaire* (thèse de Saint-Pétersbourg, 1896).

(2) Bajardi : Sel grado d'As. corneale negli operati di catarratta specialmente in rapporto col methodo operativo e con li complicazioni avenute durante e dopo l'estrazione (In *Ann. d'ott.* anno XXII, 1893, p. 552).

dans la méthode linéaire de de Grœfe, on a ordinairement un As. inférieur à 3 D. ; chez les opérés par la
méthode à lambeau avec iridectomie, dans presque
tous les cas, l'As. varie de 5 à 7 D. ; enfin, chez les
opérés par la méthode à lambeau sans iridectomie,
on trouve fréquemment un As. de 6 à 10 D. En outre,
plus fréquemment que la méthode elle-même, les
complications qui lui sont inhérentes auraient une
influence sur les variations de courbure cornéenne.

Cet astigmatisme est la principale cause de la
diminution de l'acuité visuelle chez les opérés de
cataracte. Aussi les malades cherchent-ils à en atténuer les effets, soit en réduisant la fente palpébrale,
soit en donnant à leur tête une inclinaison variée. Les
combinaisons sphérocylindriques, quand elles sont
tolérées, donnent parfois une amélioration étonnante
de la vision. Très souvent, l'As. n'est pas susceptible d'être corrigé, quand il est irrégulier, ce que l'on
constate à la skiascopie par un mouvement tout particulier de l'ombre dans la pupille. Rarement il y a
amélioration par l'adjonction d'un cylindre de plus
de 4 D. Dans la pratique, nous n'avons eu qu'excep-
tionnellement à prescrire de ces cylindres, vu leur
prix élevé et la situation budgétaire ordinairement
peu brillante des opérés, dans la clientèle hospitalière.

La méthode ophtalmométrique est indispensable
pour opérer une correction, d'abord pour la direction
à donner au cylindre, que la skiascopie ne pourrait
indiquer avec autant de précision et de facilité ; en
second lieu, pour la force du cylindre. A cet égard,

les rapports entre l'astigmatisme cornéen et l'astigmatisme total, pour l'astigmatisme post-opératoire, sont un peu différents des rapports ordinaires consacrés dans la formule de *Javal*, c'est ce que nous exprimions en disant que le cylindre accepté par le malade est toujours plus faible que le degré indiqué par l'ophtalmomètre. Cette différence atteint 2 à 4 D. pour un astigmatisme post-opératoire de 6 à 8 D.

On peut encore remédier aux inconvénients de l'astigmatisme par l'emploi de la lunette sténopéique. Si son usage n'est pas plus répandu, c'est à cause de la limitation du champ visuel qu'elle occasionne et parce qu'il faut suppléer aux mouvements des yeux par des mouvements de tête. C'est pour atténuer ces inconvénients que *Roth* imagina son disque percé de plusieurs trous, afin de ne pas se mettre dans les conditions de l'épreuve de *Scheiner*.

En résumé, l'extraction de la cataracte s'accompagne de la production de l'astigmatisme en rapport avec l'incision et le mode opératoire. Nous verrons plus loin, quelle est la marche de cet astigmatisme.

4° *Aspect de la pupille après l'opération.* — Dans la littérature ophtalmologique jusqu'à nos jours, nous n'avons trouvé qu'un seul travail, celui de *A. Bourgeois* (1) sur l'état de la pupille après l'extraction de la cataracte.

En 1904, M. le professeur agrégé *Rollet* poursui-

(1) A. Bourgeois : Résultats de quatre-vingts opérations de cataracte (In *Bulletins et mémoires de la Société française d'ophtalmologie*, 7° année, 1889, p. 60).

vant des recherches sur les relations qui existaient entre l'acuité et l'image pupillaire, publia une série de cinq cents observations où l'aspect de la pupille avait été noté et dessiné après l'opération (1). Pareille constatation n'avait jamais été faite sur un aussi grand nombre de sujets. Il démontrait que, quel que soit l'aspect de la pupille après l'opération, la vision se présente dans les mêmes conditions, et qu'elle n'est pas modifiée par les débris capsulaires quand ils sont assez peu épais pour laisser passer les rayons lumineux. Chez les cent soixante-deux malades que nous avons examinés, nous avons trouvé des cas où la pupille était absolument noire et où l'acuité visuelle était la même que chez d'autres qui présentaient des masses assez considérables.

La situation des masses secondaires n'est pas sans importance et il est évident que des opacités épaisses mais périphériques diminuent beaucoup moins la vision qu'une masse centrale même légère.

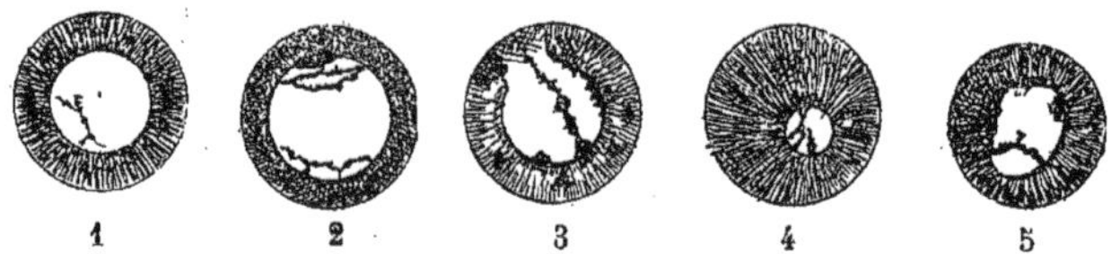


Nous avons classé les pupilles de nos opérés suivant divers types, reproduits dans la planche ci-dessus. Les types Nᵒˢ 1 et 2 ne diffèrent que par la plus ou moins grande quantité de masses. La figure 3

(1) E. ROLLET, *loco citato.*

représente l'image de la pupille après l'iridectomie. Les deux autres figures (4 et 5) représentent des pupilles déformées ou sur lesquelles on a constaté des synéchies et des exsudats plastiques ; nous n'en avons rencontré que de rares exemples chez nos malades.

Cet examen a été fait, soit à l'éclairage latéral, soit à l'aide de l'ophtalmoscope et surtout du miroir plan qui nous a permis de déceler les plus fines opacités du champ pupillaire.

Voici le résultat de nos constatations :

| Types de pupilles | Nombre de cas |
|---|---|
| Pupilles type N° 1 | 34 |
| —       N° 2 | 63 |
| —       N° 3 | 28 |
| —       N° 4 | 10 |
| —       N° 5 | 6 |

La proportion des pupilles avec des masses plus ou moins abondantes est, comme on le voit, assez considérable. Outre qu'elles ne présentent que peu ou pas d'inconvénients au point de vue de la vision, nous verrons au cours de ce travail que ces opacités subissent parfois une régression complète.

Les pupilles absolument noires sont dues à l'issue d'un peu de vitré. C'est du reste un fait connu que la pupille est parfaitement nettoyée par la perte d'une petite quantité de vitreum, sans qu'on puisse pour cela élever cet accident à la hauteur d'une méthode.

## B. — Résultats éloignés

Nous allons passer maintenant à l'étude des résultats éloignés de l'opération. Nos cent soixante-deux malades ont été revus suivant un laps de temps variable, après leur départ de l'hôpital, de trois mois à six ans. D'après nos statistiques, que nous ne voulons pas reproduire ici pour ne pas allonger inutilement ce travail, la moyenne du temps écoulé a été de un an après l'intervention. Les résultats optiques ont été notés chaque fois sur le cahier spécial du service de notre Maître et sous sa surveillance. Nous avons pratiqué nos examens dans les mêmes conditions et suivant une méthode absolument identique. Nous croyons, quant à ce point, n'avoir pas à encourir de reproches. Tous les malades n'ont pu être revus à l'hôpital, mais ceux chez lesquels nous nous sommes rendus nous-mêmes ont été examinés avec la même conscience scientifique.

1° *V. à 5 mètres.* — Dans la recherche de l'acuité à 5 mètres, nous avons trouvé les résultats suivants :

| Evaluation de l'A. | Pourcentage | |
|---|---|---|
| $V = 1$ . . . . . . . . . | 12,60 | p. 100 |
| 2/3 à 1/4 . . . . . . . . | 59,75 | — |
| 1/5 à 1/8 . . . . . . . . | 11,03 | — |
| 1/9 à 1/10. . . . . . . . | 13,85 | — |
| 1/11 à 1/15 . . . . . . . | 2,75 | — |
| 1/16 à 1/30 . . . . . . . | 0,40 | — |
| 1/30 à 1/50 . . . . . . . | 0,40 | — |
| $V = q$ . . . . . . . . . | 3,75 | — |

Il y a donc eu, en général :

| Vision très bonne. . . . | 12,60 | p. 100 |
|---|---|---|
| — bonne . . . . . . | 59,75 | — |
| — assez bonne . . . | 11,15 | — |
| — médiocre . . . . | 17,35 | — |
| $V = q$ . . . . . . . . . | 4,55 | — |

Quant au procédé opératoire :

| EXTRACTION COMBINÉE | | EXTRACTION SIMPLE | |
|---|---|---|---|
| Évaluation de l'A. | Pourcentage | Évaluation de l'A. | Pourcentage |
| V = 1 . . . . | 11,11 p. 100 | V = 1 . . . . | 12,09 p. 100 |
| 2/3 à 1/4. . . | 58,30 — | 2/3 à 1/4. . . | 61,20 — |
| 1/5 à 1/8. . . | 11,11 — | 1/5 à 1/8. . . | 11,30 — |
| 1/9 à 1/10 . . | 13,80 — | 1/9 à 1/10 . . | 4,01 — |
| 1/11 à 1/15 . . | 2,70 — | 1/11 à 1/15 . . | 4,80 — |
| 1/16 à 1/30 . . | » — | 1/16 à 1/30 . . | 0,80 — |
| 1/30 à 1/50 . . | » — | 1/30 à 1/50 . . | 0,78 — |
| V = q. . . . | 2,70 — | V = q. . . . | 4,81 — |

On voit que les acuités V = 1 sont relativement
rares. Il est vrai qu'il s'agissait de gens dont la
moyenne avait dépassé soixante ans et, à cet âge,
comme l'a bien montré notre excellent ami le D<sup>r</sup> *Boussuge* (1), les acuités normales sont exceptionnelles.
Nous avons examiné ensemble deux cents vieillards
au point de vue de la vision et nous avons trouvé les
résultats suivants :

| Age | Moyenne de l'A. |
|---|---|
| 60-64 . . . . . . . . | 0,75 |
| 65-69 . . . . . . . | 0,66 |
| 70-74 . . . . . . . | 0,58 |
| 75-79 . . . . . . . . | 0,52 |
| 80-84 . . . . . . . | 0,45 |
| 85-90 . . . . . . . . | 0,32 |

*Bœrma* et *Walther* (2) étaient déjà arrivés à des
constatations identiques et si *Cohn* (3) a trouvé des

(1) P. Boussuge : *De l'œil sénile*, thèse de Lyon, 1904.
(2) Bœrma et Walther (*Revue générale d'ophtalmologie*, 1893, p. 441)
(3) Cohn (*Revue générale d'ophtalmologie*, 1894, p. 301).

chiffres supérieurs, il est probable qu'il faut attribuer ce résultat à la méthode qu'il a suivie.

Quoi qu'il en soit, la diminution de l'acuité visuelle chez le vieillard est un fait certain. Elle reconnaît pour causes les modifications anatomiques de l'appareil dioptrique et peut-être les altérations de la rétine ou de l'appareil transmetteur des perceptions visuelles.

La moyenne de l'acuité, chez nos opérés, a oscillé entre 1/2 et 1/4. C'est un résultat dont le chirurgien doit se contenter.

2° *V. à 0 m. 30.* — La détermination de la vision à distance rapprochée a donné :

| | | |
|---|---|---|
| Vision très bonne . . . . | 76,80 p. | 100 |
| — bonne . . . . . . | 8,40 | — |
| — assez bonne. . . . | 8,40 | — |
| — médiocre . . . . . | 2,10 | — |
| — très inférieure. . . | 4,20 | — |

Les acuités élevées sont proportionnellement plus nombreuses à 0 m. 30 qu'à 5 mètres. L'extraction simple donne, là encore, des résultats supérieurs à l'extraction combinée :

| | EXTRACTION AVEC IRIDECTOMIE | EXTRACTION SANS IRIDECTOMIE |
|---|---|---|
| Vision très bonne . . . | 68,10 p. 100 | 79,45 p. 100 |
| — bonne . . . . . | 13,60 — | 10,95 — |
| — assez bonne . . | 9,09 — | 10,95 — |
| — médiocre. . . . | » — | 2,73 — |
| — très inférieure . | 9,09 — | 5,47 — |

D'une façon générale, la correction a été obtenue avec un verre plus fort qu'au départ du malade, ce qui s'explique peut-être par cette raison que l'hypermétropie avait acquis une certaine valeur.

3° *Astigmatisme cornéen.* — Chez tous les sujets examinés un an et plus après l'opération, nous avons observé, soit la disparition complète de l'astigmatisme post-opératoire au Schiœtz et Javal, soit la production d'un astigmatisme inverse ne dépassant jamais 1 D. dans le méridien vertical ; au-dessous, nous trouvons les chiffres suivants :

| | | | |
|---|---|---|---|
| Après | 3 mois. . . | 3 D. 75 | MH |
| — | 5 mois. . . | 2 D. 25 | — |
| — | 6 mois. . . | 1,75 à 2 D. | — |
| — | 8 mois. . . | 1 D. 25 à 1 D. 75 | — |
| — | 10 mois. . . | 0 D. 50 à 1 D. axe oblique | |
| — | un an. . . . | 0 D. à 1 D. MV | |

On suit en quelque sorte la transformation de l'astigmatisme qui affecte successivement le méridien horizontal, puis les méridiens obliques et enfin change définitivement de sens pour devenir inverse. Il est probable que, si l'augmentation de courbure du méridien horizontal s'atténue peu à peu et disparaît, par contre l'allongement de l'ellipsoïde cornéenne dans le méridien vertical reste à peu près stationnaire.

4° *Image pupillaire.* — L'examen de la pupille a été pratiqué dans les mêmes conditions qu'au départ du malade. On verra, d'après le tableau que nous donnons ci-dessous, combien sont grandes les modifications survenues dans l'aspect du champ pupillaire longtemps après l'opération. Les mêmes types de pupilles nous ont servi de modèles pour les résultats éloignés.

A l'époque où le malade a été revu, nous avons observé :

| | | |
|---|---|---|
| Pupille type Nᵒ 1 . . . . . . . . : | 90 cas | |
| — Nᵒ 2 . . . . . . . . . | 17 | — |
| — Nᵒ 3 . . . . . . . . . | 29 | — |
| — Nᵒ 4 . . . . . . . . | 9 | — |
| — Nᵒ 5 . . . . . . . . | 4 | — |
| Cataractes secondaires complètes. | 6 | — |

Chez 7 malades seulement, nous n'avons pu noter cet état de la pupille. Si l'on veut bien comparer les résultats immédiats et éloignés au point de vue pupillaire, on voit que la proportion du type nᵒ 1 s'est accrue considérablement, ce qui revient à dire que les masses que l'on observait au départ du malade se sont peu à peu résorbées pour disparaître complètement dans beaucoup de cas et donner des pupilles parfaitement rouges. A notre connaissance, nous ne savons pas que ces modifications aient été signalées dans la littérature ophtalmologique.

5ᵒ *État organique de l'œil.* — Chez la grande majorité des malades revus longtemps après l'opération, l'œil ne présentait aucun phénomène irritatif. Quelques opérés cependant accusaient de vagues douleurs oculaires intermittentes, mais nous n'avons jamais trouvé de phénomènes sympathiques. Les iridectomisés se sont plaints parfois d'une photophobie gênante quand ils se trouvaient en pleine lumière ; nous en avons expliqué les raisons.

Chez ces malades, la teinte azurée du verre correcteur a dû être conservée quoique la vision en soit un peu diminuée.

Le larmoiement, que nous avons assez souvent observé, ne doit pas être considéré comme succédané de l'intervention. C'est un stigmate ordinaire de l'œil sénile. Chez les vieillards, la sécrétion lacrymale est souvent augmentée et cette augmentation est due à l'existence d'un ectropion (1), plus rarement d'un entropion, et à l'atrophie des glandes de *Meibomius* et des glandes ciliaires qui, par leur sécrétion, empêchent l'écoulement des larmes sur la face libre des paupières.

En résumé, l'œil est resté calme et les changements introduits dans sa constitution, par le fait même de l'opération, n'ont eu aucun retentissement fâcheux sur son état organique.

### C. — COMPARAISON DES RÉSULTATS IMMÉDIATS ET ÉLOIGNÉS

En étudiant les résultats immédiats et éloignés de l'opération nous avons été frappé des modifications qui surviennent dans l'état de la vision à une époque souvent fort reculée de l'intervention. La valeur des résultats fonctionnels obtenus était bien différente aux divers examens que subissait le malade. C'est ainsi que l'acuité, rarement très bonne après l'intervention, atteignait dans la suite une valeur qui était en rapport avec le temps écoulé et tendait à

(1) DE WECKER et LANDOLT : *Traité complet d'opht.*, t. I, Paris, 1886.

se rapprocher de la normale. Le tableau suivant permettra d'établir la comparaison et d'apprécier les différences que nous signalons :

### 1° *Vision à 5 mètres.*

| RÉSULTATS IMMÉDIATS | | RÉSULTATS ÉLOIGNÉS | |
|---|---|---|---|
| Évaluation de l'A. | Pourcentage | Évaluation de l'A. | Pourcentage |
| V = 1 . . . 2,40 p. 100 | | V = 1 . . . 12,60 p. 100 | |
| 2/3 à 1/4 . . 21,70 — | | 2/3 à 1/4 . . 59,75 — | |
| 1/5 à 1/8 . . 27,30 — | | 1/5 à 1/8 . . 11,03 — | |
| 1/9 à 1/10 . . 13,80 — | | 1/9 à 1/10 . . 13,85 — | |
| 1/11 à 1/15 . 12,90 — | | 1/11 à 1/15 . 2,75 — | |
| 1/16 à 1/30 . 17,20 — | | 1/16 à 1/30 . 0,40 — | |
| 1/30 à 1/50 . 3,08 — | | 1/30 à 1/50 . 0,40 — | |
| V = q . . . 0,60 — | | V = q . . . 3,75 — | |

### 2° *Vision à 0 m. 30.*

| ÉTAT DE LA VISION | R. IMMÉDIATS | R. ÉLOIGNÉS |
|---|---|---|
| Vision très bonne. . . | 16,30 p. 100 | 76,80 p. 100 |
| — bonne . . . . | 16,28 — | 8,40 — |
| — assez bonne. . | 37,72 — | 8,40 — |
| — médiocre . . . | 14,50 — | 2,10 — |
| — très inférieure. | 19,30 — | 4,20 — |

Il y a donc eu, chez la grande majorité, marche ascendante de l'acuité, et chose curieuse, cette progression semble suivre une courbe régulière.

L'observation suivante en fournit une démonstration typique :

Observation 115, n° 416 du registre.

Marguerite P..., cinquante-huit ans, rue de la Charité, 20, Lyon.

Cataracte OD, demi-molle. Opération classique, sans

incidents, le 16 octobre 1902. Bonnes suites opératoires. A la sortie :

3 novembre 1902. — OD. V = 1/30 avec + 9 D. Lit n° 12 de G. avec + 13 D.

1$^{er}$ décembre 1902. — V = 1/16.

17 mars 1903. — V = 1/5.

22 septembre 1903. — V = 1/3.

19 décembre 1903. — V = 1/2.

17 février 1904. — V = 1. Lit n° 1 de G. avec sph. + 18 D. Pupille type n° 1.

Nos statistiques, tant au point de vue résultats immédiats qu'éloignés, se rapportent à l'ensemble des cataractes observées et nous n'avons, jusqu'ici, établi aucune différenciation suivant la nature de la cataracte. Si, maintenant, nous établissons cette division, nous obtenons les chiffres suivants :

### a) CATARACTES SÉNILES (150)

| R. IMMÉDIATS | | R. ÉLOIGNÉS | |
|---|---|---|---|
| Évaluation de l'A. | Pourcentage | Évaluation de l'A. | Pourcentage |
| V = 1. . . . . . . | 2,15 | V = 1. . . . . . . | 11,90 |
| 2/3 à 1/4 . . . . . | 20,60 | 2/3 à 1/4 . . . . . | 60,15 |
| 1/5 à 1/8 . . . . . | 29,05 | 1/5 à 1/8 . . . . . | 11,75 |
| 1/9 à 1/10. . . . | 15,90 | 1/9 à 1/10 . . . . | 13,70 |
| 1/11 à 1/15 . . . . | 13,70 | 1/4 à 1/15 . . . . | 3,05 |
| 1/16 à 1/30 . . . . | 17,30 | 1/16 à 1/30. . . . | 0,52 |
| 1/30 à 1/50 . . . . | 3,20 | 1/30 à 1/50 . . . . | 0,40 |
| V = q. . . . . . | 0,80 | V = q . . . . . . | 1,33 |

La moyenne des acuités, pour les cataractes séniles, ne s'éloigne donc pas sensiblement de celle que nous avions donnée dans les résultats généraux. Seules, les pertes totales de vision qui étaient primitivement de 3,75 p. 100, sont tombées à 1,33 p. 100 et les tableaux suivants nous expliqueront la cause de cet écart.

*b*) Cataractes traumatiques (8)

| R. immédiats | | R. éloignés | |
|---|---|---|---|
| Évaluation de l'A. | Pourcentage | Évaluation de l'A. | Pourcentage |
| V = 1 . . . . . . | 12,50 | V = 1 . . . . . . | » » |
| 2/3 à 1/4 . . . . . | 50 » | 2/3 à 1/4 . . . . . | 62,50 |
| 1/5 à 1/8 . . . . . | 22,50 | 1/5 à 1/8 . . . . . | » » |
| V = au-dessous de 1/10 | 15 » | V = q . . . . . . | 37,50 |

Si les résultats immédiats sont relativement brillants et même supérieurs à ceux donnés par les cataractes séniles, par contre, les résultats éloignés fournissent un total énorme d'abolitions complètes de la vision, soit 37,50 p. 100. Les cataractes traumatiques comportent donc, d'après ces chiffres un pronostic assez grave pour l'avenir de la vision.

*c*) Cataractes congénitales (4)

| R. immédiats | | R. éloignés | |
|---|---|---|---|
| Évaluation de l'A. | Pourcentage | Évaluation de l'A. | Pourcentage |
| V = 1 . . . . . . | » » | V = 1 . . . . . | 50 » |
| 2/3 à 1/4 . . . . . | 75 » | 2/3 à 1/4 . . . . . | 25 » |
| Au-dessous de 1/10 | 25 » | V = q . . . . . . | 25 » |

Il est juste de faire remarquer que le petit nombre d'observations concernant les cataractes traumatiques et congénitales que nous possédons, ne nous permet pas de tirer des conclusions d'une portée générale sur ces variétés de cataractes. *L. Aurand* et *Bailby* (1) ont

(1) L. Aurand et Bailby, *loc. cit.*

d'ailleurs étudié la question à ce point de vue particulier. Il est curieux, toutefois, de faire remarquer que les statistiques de ces deux auteurs tendent à démontrer, comme la nôtre, l'influence fâcheuse du temps sur les résultats fonctionnels éloignés de l'intervention dans les cataractes traumatiques et congénitales.

Si nous comparons maintenant l'*état de la pupille* aux deux époques, nous voyons que la proportion des pupilles type n° 1, c'est-à-dire sans masses ou avec de très légers filaments, s'accroît considérablement dans les suites éloignées de l'opération. Les chiffres que nous donnons ci-dessous démontrent nettement l'action du temps sur l'éclaircissement du champ pupillaire :

| Types de pupilles | R. immédiats | R. éloignés |
|---|---|---|
| Type n° 1 . . . . . . . . . . . | 34 cas | 90 cas |
| Type n° 2 . . . . . . . . . . | 63 — | 17 — |
| Type n° 3 . . . . . . . . . . | 28 — | 29 — |
| Type n° 4 . . . . . . . . . . | 10 — | 9 — |
| Type n° 5 . . . . . . . . . . | 9 — | 4 — |
| Pupille complètement obstruée | 0 — | 6 — |

Nous verrons, dans un autre chapitre, à quelles causes sont dues ces modifications spontanées.

*L'astigmatisme cornéen* qui, chez la moyenne de nos opérés, était de 8 D. après l'extraction, a disparu dans les douze mois qui ont suivi et, après cette époque nous avons rarement observé un astigmatisme de plus de 1 D. dans le méridien vertical. L'ellipsoïde cornéenne reprend donc peu à peu sa courbure normale.

## CATARACTES SECONDAIRES

Nous avons signalé six cataractes secondaires sur un total de cent soixante-deux malades. Ce chiffre trouvera certainement des incrédules ; aussi devons-nous quelques explications :

Qu'entend-on par cataracte secondaire ?

*Follin* et *Duplay* en donnent la définition suivante : « On désigne sous ce nom les opacités qui se forment dans le champ pupillaire à la suite de l'opération de la cataracte par abaissement, division ou extraction ».

Tous les auteurs, jusqu'à nos jours se rangent à cette opinion. Pour *Panas,* qui nous semble en avoir donné la meilleure définition, la cataracte secondaire est celle qui met un obstacle réel à l'exercice de la vision. Tel est aussi l'avis de notre Maître et nous pensons avec lui que ce terme doit être réservé aux obstructions de la pupille abaissant l'acuité visuelle au-dessous de 1/10.

Quelle en est la cause ?

D'après *Gosselin* et *Denonviliers,* la cataracte secondaire survient, ou bien, en vertu d'une tendance que conservent les restes de l'appareil cristallinien à devenir opaques, ou bien à la suite de la phlegmasie consécutive à l'opération.

*Tenon* (1) l'attribuait à l'opacité consécutive de la capsule qui était transparente avant l'opération.

(1) TENON (*Mémoires des savants étrangers*, t. III, p. 54 et 55. Acad. des sciences).

Pour *de Wecker* (1), elle est ordinairement le résultat de la rétention d'une quantité assez notable de masses cristalliniennes qui, en se gonflant dans l'humeur aqueuse, irritent les parties antérieures du tractus uvéal avec lesquelles elles se mettent en contact. Nous croyons qu'il faut en rechercher la cause, non seulement dans la rétention des débris cristalliniens non évacués au moment de l'opération, mais surtout dans une hypergénèse inflammatoire légère, comme le veut notre Maître. C'est pourquoi, certains opérateurs, *Gama Pinto* par exemple, en ont trouvé dans leurs statistiques une proportion de 60 p. 100.

*Bachès* (2) en donne la classification suivante :

|  |  |  |  |
|---|---|---|---|
| Cataractes secondaires | A | Antéro-capsulaire. | |
| | B | Postéro-capsulaire. | Libre ou adhérente |
| | C | Lenticulaire. | |
| | D | Mixte. | |
| | E | Fausse ou mieux exsudative. | |

Avec *Truc* et *Valude* (3), nous les diviserons en simples et compliquées. Ces dernières sont de beaucoup les plus graves et les pertes de vision qu'elles entraînent sont presque toujours absolues.

Dans ses conclusions, *Albert* (4) accusait un chiffre énorme de cataractes secondaires (50 p. 100). Sur un

---

(1) De Wecker et Landolt : Traité complet d'ophtalmologie, t. I, p. 147.

(2) Bachès, *loco citato*.

(3) Truc et Valude : Manuel d'ophtalmologie.

(4) Albert, *loco citato*.

ensemble de 50 sujets, examinés plusieurs années après l'opération, il avait trouvé :

1° Une diminution de l'acuité visuelle, pouvant aller jusqu'à la perte absolue, dans 23 cas.

2° Dans 2 autres cas, il y avait perte de l'acuité d'un œil et conservation de l'autre.

3° Chez les vingt-cinq opérés qui restaient, l'acuité visuelle n'avait pas changé. Ces pertes totales d'acuité étaient dues à la production de cataractes secondaires. Voici comment elles se répartissaient suivant le procédé opératoire :

| | | | |
|---|---|---|---|
| 6 | Extraction de Daviel à grand lambeau | 3 pertes d'acuité | |
| 31 | — linéaire de de Græfe. . | 21 | — |
| 6 | — à petit lambeau . . . . . | 1 | — |

Donc 50 pour 100 de cataractes secondaires. Ces résultats semblent devoir faire réfléchir le chirurgien. Fort heureusement, ils dépendent de beaucoup de facteurs, quand ce ne serait que de l'habileté de l'opérateur et du procédé opératoire.

*Knapp* accuse une proportion fort élevée de cataractes secondaires ayant nécessité l'intervention, mais il convient d'ajouter que cet auteur pratique la discision quand la vision est inférieure à 1/2, ce qui est une exagération, sans compter les dangers auxquels on expose le malade. « Il n'est pas d'opération que je redoute davantage, a dit M. le professeur *Gayet ;* elle me paraît toujours incertaine, souvent inutile, parfois très dangereuse. »

Depuis que les progrès de l'antisepsie permettent d'introduire, à plusieurs reprises, sans danger d'infection, des instruments divers dans la plaie cornéenne après sa sortie de la lentille, il est possible de faire d'emblée, en une seule fois, la toilette complète du champ pupillaire, et les cataractes secondaires diminuent de nombre et surtout de gravité.

On pratique aujourd'hui des interventions secondaires dans des cas où, il y a quelques années, on ne songeait pas à le faire. Il résulte de cela que le nombre des cataractes secondaires diminue et que pourtant le nombre des opérations secondaires augmente.

En nous basant rigoureusement aux termes de la définition de *Panas*, nous n'avons trouvé qu'un chiffre peu élevé de cataractes secondaires (3,70 p. 100).

Dans 5 cas sur 6, la perte de la vision était complète et le malade distinguait à peine le mouvement de la main à 0<sup>m</sup>30. Chez le sixième malade, l'acuité, primitivement égale à 1, était tombée à 1/12 faible et la diminution de la vision était due à l'opacification de la capsule postérieure. Dans deux autres cas, il s'était formé un diaphragme épais constitué par des exsudats plastiques provenant de l'iris et des masses corticales.

Voici comment les pertes absolues de la vision par cataractes secondaires se distribuent suivant les variétés de cataracte :

| Nature de la cataracte | Nombre de cas | Cataractes secondaires | Pourcentage |
|---|---|---|---|
| Cataractes séniles. . . . | 150 | 2 | 1,33 p. 100 |
| — traumatiques. | 8 | 3 | 37,50 — |
| — congénitales . | 4 | 1 | 25 » — |

Nous avons rejeté, comme n'entrant pas dans cette catégorie, tous les cas où la pupille présentait, au dernier examen, des masses peu considérables, soit sous forme de filaments plus ou moins transparents, soit sous forme de débris marginaux, car ces productions n'entravaient nullement l'exercice de la vision. Bien plus, nous avons trouvé quelquefois une acuité supérieure chez des opérés dont la pupille était assez encombrée. La présence de masses secondaires quand elles sont peu épaisses et périphériques ne constitue donc pas un obstacle réel à la vision. Quant à la pureté du champ pupillaire chez nos opérés de cataracte, elle doit être attribuée à la toilette minutieuse du sac cristallinien, telle que la pratique notre Maître. Avec les ressources actuelles de l'ophtalmologie, les cataractes secondaires, chez des opérateurs habiles, doivent être exceptionnelles.

En résumé, les comparaisons auxquelles nous venons de nous livrer nous conduisent à cette constatation que, dans l'œil opéré, il se passe une série de modifications tant anatomiques que physiologiques dont l'ensemble concourt au même résultat : l'amélioration de l'acuité visuelle.

# CHAPITRE III

## De l'amélioration de l'acuité visuelle chez les opérés de cataracte.

De l'étude attentivede nos observations se dégage un fait certain, tangible : c'est l'amélioration de l'acuité visuelle qui s'est produite chez nos opérés et que le tableau suivant prouve d'une façon évidente.

| | |
|---|---|
| Augmentation de l'A . . . . . . . . . | 124 |
| État stationnaire. . . . . . . . . . | 23 |
| Diminution . . . . . . . . . . . | 9 |
| Perte complète. . . . . . . . . . . | 6 |

Les six pertes complètes de la vision correspondent aux cataractes secondaires que nous avons signalées. Dans vingt-trois cas, il y a eu état stationnaire. Il convient d'ajouter qu'il s'agissait en grande partie de malades qui nous ont envoyé des renseignements écrits, d'après un questionnaire que nous leur avions adressé. Il est donc difficile de dire si la vision ne s'est point améliorée ou si elle ne l'aurait point été avec d'autres verres que ceux donnés au départ. L'amélioration de l'acuité visuelle, d'une façon générale, s'est manifestée surtout chez les sujets ayant subi l'extraction sans iridectomie, tant dans la vision à 5 mètres qu'à 0$^m$30. Le procédé opératoire exerce donc une certaine influence sur le résultat fonctionnel éloigné de l'intervention.

La nature de la cataracte entre-t-elle en ligne de compte dans la genèse de cette amélioration ? Il nous serait difficile de le dire, la majorité de nos observations comportant des cataractes séniles.

*L. Aurand* (1), qui a bien étudié les résultats fonctionnels éloignés des cataractes traumatiques opérées, accuse une diminution de l'acuité dans 54 p. 100 des cas. Il en conclut que, dans les cataractes traumatiques, le temps, loin d'améliorer l'acuité fournie par l'opération, la diminue et, avec M. le professeur *Gayet*, il met cette diminution sur le compte des cataractes secondaires. Si nous nous en rapportons aux résultats éloignés de huit cataractes traumatiques que nous avons observées au cours de nos recherches, il semble que la proportion de cataractes secondaires soit très élevée dans ce genre de cataracte. Il y a eu, en effet, trois pertes totales de la vision, soit 37,50 p. 100. Nous n'avons malheureusement qu'un chiffre trop restreint d'observations pour en tirer des déductions d'une portée générale.

Nous sommes d'un avis tout différent de celui d'*Albert* sur l'avenir des cataractes non traumatiques. L'aphaque n'est pas fatalement voué à la cataracte

(1) L. AURAND, *loco citato*.

secondaire. Cette complication devient heureusement de plus en plus rare et nous rappellerons à ce sujet qu'il y a longtemps déjà que d'autres opérateurs en accusaient une proportion infiniment moindre dans leurs statistiques. *Louis Mursinna*, chirurgien à Berlin, n'eut que 3 cataractes secondaires sur 566 extractions et *Helling* sur 200 n'en rencontra que 2 cas.

Si nous éliminons les malades que nous n'avons pu revoir nous-mêmes et qui nous ont écrit, nous arrivons à cette constatation que le temps a une influence heureuse sur les résultats fonctionnels fournis par l'opération. La statistique formidable de *Marshall* conduit aux mêmes conclusions, du moins pour un avenir encore peu éloigné de l'intervention.

A quoi est due cette amélioration de la vision ?

Divers facteurs interviennent pour concourir au même but. Ce sont :

1° La disparition de l'astigmatisme post-opératoire ;

2° La résorption des débris cristalliniens et capsulaires ;

3° Peut-être la rééducation de l'œil et son meilleur fonctionnement.

Nous allons passer en revue chacune de ces causes.

### 1° *Disparition de l'As. post-opératoire.*

D'après nos mensurations ophtalmométriques, la moyenne de l'astigmatisme cornéen, après l'extraction, était de 8 D. chez nos opérés. Un an après, cet

As. avait complètement disparu ou bien n'était plus
que de 1 D. Pendant les douze mois qui s'étaient écou-
lés depuis l'opération, les déformations cornéennes
avaient subi une régression constante et pour ainsi
dire régulière. Tous les ophtalmologistes ont signalé
cette transformation et c'est là un phénomène connu
et étudié depuis l'invention de l'ophtalmomètre par
Helmotz. Déjà en 1868, *de Wecker*, dans son Traité
des maladies des yeux, démontrait avec 12 cas la
marche décroissante de l'As. post-opératoire. Les
divergences entre les auteurs commencent au sujet de
l'évolution de cet astigmatisme.

Pour *Masson* (1), il atteindrait son maximum dans
les premières vingt-quatre heures après l'opération
pour aller diminuant progressivement. Voici le résultat de ses mensurations :

Au bout de 15 jours . . . . As. = 4 D.
   —  25  — . . . . As. = 3 D.
Après plus de 3o  — . . . . As. = 2 D.

Chez 27 malades revus à la clinique de l'Hôtel-Dieu
plus de 3 mois après l'opération, l'astigmatisme
variait entre 1 D. et 1 D. 1/2.

*Delganoff* (2), qui a publié sur la question une
excellente étude, attribue une marche plus lente à la
diminution de l'astigmatisme et, pour lui, la valeur
de l'astigmatisme atteindrait encore 2 D. 6 après
3 mois. *Mazewski*, après un temps plus considérable

(1) MASSON, *loco citato*.

(2) DELGANOFF : Changements de l'astigmatisme cornéen consécutifs à l'extraction de la cataracte (In *Revue d'ophtalm.*, t. XVI, p. 340).

encore, sur 141 cas, trouvait une moyenne de 4 D. 19. L'astigmatisme diminuait pendant 6 mois après quoi il restait définitif, de 0,5 à 1 D. 1/2.

*Bajardi* (1) et *Martin* (2) admettent qu'il disparaît complètement dans un temps qu'ils fixent de 2 à 3 mois.

Nous avons vu dans un précédent chapitre la place que tenait la taille du lambeau dans la production de l'astigmatisme cornéen. Il est évident que, dans la méthode linéaire de de Græfe, la valeur de cet astigmatisme sera infiniment moindre que dans l'extraction de Daviel et que, dans cette même méthode de Daviel, la déformation de l'ellipsoïde cornéenne sera d'autant moins prononcée que le lambeau sera plus petit. On ne peut donc assigner une limite précise à l'évolution de l'astigmatisme en général, mais on peut poser cette règle qu'il se corrigera d'autant plus vite qu'il sera moins élevé.

Cet astigmatisme est la principale cause de la diminution de l'acuité après l'opération. En raison de son irrégularité, il est souvent difficile de le corriger. Après sa disparition, il est évident que l'œil est dans des conditions optiques plus favorables et c'est pourquoi on le voit récupérer une vision satisfaisante.

2° *Résorption des débris cristalliniens et capsulaires.*

Nous avons rarement trouvé chez les malades, quelques jours après l'opération, la pupille absolu-

(1) BAJARDI, *loco citato.*
(2) MARTIN (In *Revue d'ophtalm.*, année 1894, p. 170).

ment noire. Ni le lavage de la chambre antérieure, ni le massage ne peuvent expulser les masses qui s'enchâssent en arrière de l'iris. Au moment où la chambre antérieure se reforme, l'humeur aqueuse repousse l'iris en arrière et force les masses à s'engager dans le champ pupillaire qu'elles encombrent plus ou moins selon leur abondance. La vision peut être considérablement abaissée. Les avis de notre Maître nous ont appris à ne pas trop nous en préoccuper. Ces cataractes secondaires hâtives, comme les appelle *Albert*, disparaissent rapidement. Nous avons été frappé, en effet, en revoyant les malades, de retrouver parfaitement nettes des pupilles qui, au départ de l'opéré, se présentaient avec des masses épaisses et complètement opaques.

Dans l'observation n° 553, la pupille du malade était tellement encombrée, après l'opération, que la vision était purement quantitative. Un mois après, elle était remontée à 1/10 et la moitié des opacités avaient disparu.

L'opérée de l'observation n° 150 quitte l'hôpital avec une vision tellement inférieure qu'on néglige de lui donner des verres correcteurs. Sept mois après, l'acuité était de 1/5.

Même remarque pour l'observation n° 387. Au départ du malade, on note : V = 1/25 ; pupille très encombrée par de grosses masses grisâtres. Cinq mois après, V = 1/2. La pupille est absolument noire. Dans l'observation n° 416, l'acuité après l'opération est de 1/30. Tout le champ pupillaire, sauf le 1/5 inférieur, est occupé par des masses opaques. Un an

après : $V = 1/2$. La pupille est complètement débarrassée.

La malade de l'observation n° 540 part avec :
$V = 1/16$ et de gros débris cristalliniens opaques dans
le champ pupillaire. Au retour $V = 2/3$ ; pupille nette.

Nous pourrions multiplier les exemples mais ce

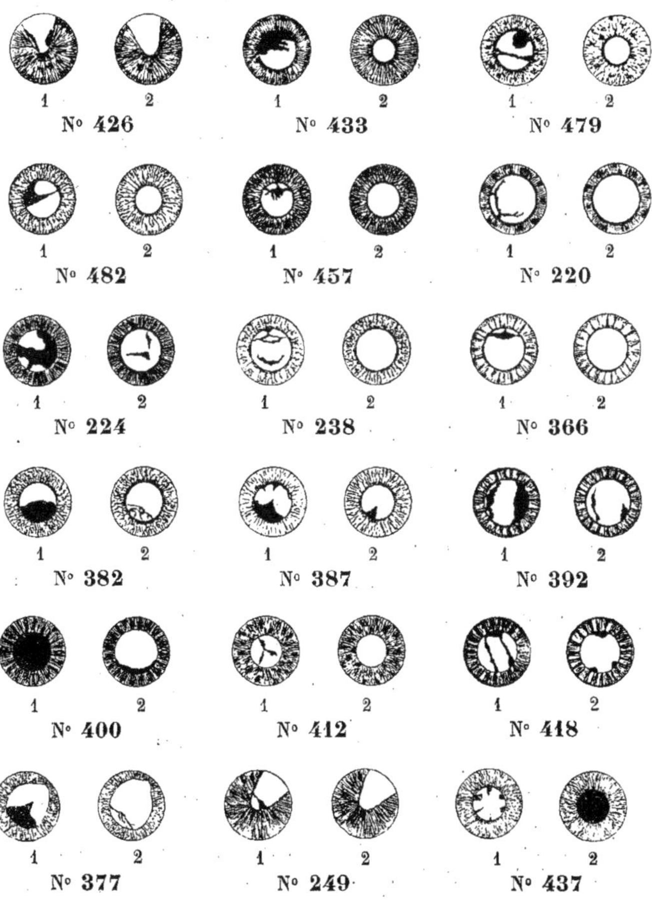

serait allonger inutilement notre travail. Pour bien montrer ces variations de l'aspect pupillaire ches les mêmes sujets, nous avons prié notre excellent ami *G. Dubreuil* de nous dessiner quelques types de pupilles, immédiatement après l'opération et à l'époque où le malade a été revu (*voir la planche*).

Comment expliquer cette résorption des masses secondaires ? Chez l'enfant, les cataractes non traumatiques se résorbent facilement après la discision, au contact de l'humeur aqueuse. Cette résorption peut se faire en quatre ou six semaines. D'après *de Wecker* et *Landolt*, elle peut encore se produire, mais plus lentement, au bout de plusieurs mois, jusqu'à trente ans. *Warlomont* (1) donne jusqu'à quarante ans et *Steffan* l'a vue se réaliser à soixante-dix ans. Les ouvrages spéciaux abondent de cas semblables et il ne semble pas qu'ils soient très rares chez le vieillard. *Bitzos* (2), *Kœnig* (3) et *Delbès* (4), *Lange* et *Nicati* en ont publié de nombreux exemples. N'est-ce pas à la résorption spontanée qu'il faut attribuer la guérison merveilleuse d'une cataracte secondaire, dans un cas de *Gosselin*, au moment où on allait pratiquer une seconde intervention, six mois et demi après la première ? Si la résorption est

(1) Warlomont: Article *Cataracte* du Dictionnaire des sciences médicales.

(2) Bitzos : Cataractes primitives et secondaires spontanément guéries (*Ann. d'ocul.*, p. 276, Paris, 1897).

(3) Kœnig : Guérison spontanée de la cataracte (*Progrès médical*, Paris, 1897).

(4) Delbès : De la résorption spontanée intra-capsulaire de la cataracte sénile, th. Paris, 1896,

possible, même dans la capsule du cristallin, à plus forte raison quand celle-ci est déchirée, le noyau enlevé et que les quelques masses corticales qui restent baignent dans le liquide de l'humeur aqueuse. Si la plaie faite à la capsule est assez grande pour laisser passer le courant qui se produit entre les chambres antérieure et postérieure de l'œil, les débris cristalliniens imbibés gonfleront et subiront ensuite une lente désagrégation jusqu'à résorption complète. Quand l'opacification des produits secondaires continue ou même augmente, c'est que la plaie capsulaire s'est refermée sur les débris. Il n'y a plus aucune raison pour qu'ils disparaissent et on assiste alors à la production de cataractes secondaires. Cette résorption, qui met si peu de temps à s'accomplir chez l'enfant, ne se fait que lentement chez le vieillard. Il est un moyen de l'accélérer d'une façon surprenante et ce moyen consiste dans l'instillation quotidienne de collyre à l'atropine.

Si l'atropinisation est la méthode de choix avant l'opération comme le veulent *de Gama* et *Mutermilch*, elle constitue encore, après l'extraction, le traitement par excellence et vraiment préventif des cataractes secondaires. Nous ne croyons pas que beaucoup d'auteurs aient signalé cette action. Et cependant, combien de fois nous avons entendu notre Maître nous en préconiser l'usage !

Sous son influence, les restes de la capsule subissent une véritable dilacération et les synéchies, point de départ des cataractes secondaires, ne peuvent plus s'établir. Le courant de l'humeur

aqueuse pénètre plus largement dans le sac cristallinien et cet échange salutaire aboutit à un nettoyage
complet du champ pupillaire, quand les masses sont
peu volumineuses. Il n'y a de contre-indications que
le prolapsus de l'iris et l'hypertension oculaire. Il
est possible à l'oculiste, grâce l'ophtalmoscope, de
constater le début de ces phénomènes régressifs.
Avec un bon éclairage, on aperçoit au milieu du
champ pupillaire des masses plus ou moins transparentes, souvent irrégulières, de coloration grisâtre,
qui flottent dans un liquide trouble. Voici les phases
par lesquelles passe cette résorption :

1° Ramollissement et liquéfaction des masses.

2° Résorption des masses liquides ; clarification
du liquide dans lequel elles nagent.

Les débris cristalliniens dégénérés forment avec
l'humeur aqueuse une sorte d'émulsion. Généralement, il se produit une séparation nette entre le
liquide et les masses qui forment, à la partie inférieure, un précipité opaque. L'action dissolvante de
l'humeur aqueuse se poursuit et il se forme, entre
les fibres, des gouttelettes myéliniques, qui en amè-
nent la dissolution. Il se produit alors une amélioration de l'acuité visuelle dont le degré dépend de la
transparence plus ou moins grande des milieux. Il
peut même arriver que tout le liquide subisse rapidement une clarification complète.

Ces phénomènes de résorption ne sont si rares
que parce qu'on a négligé de les rechercher. Il n'est
point douteux qu'ils ne jouent un certain rôle dans
l'amélioration de la vision. La durée du stade régres-

sif atteint parfois plusieurs années, jusqu'à cinq ans, chez le vieillard.

3° *Rééducation oculaire*. — Après le traumatisme opératoire, il faut souvent bien des mois avant que l'œil récupère complètement l'intégrité de sa fonction visuelle. Sans parler du shock opératoire et de l'inhibition passagère qu'il exerce, il se produit, chez le cataracté, une amblyopie fonctionnelle due à ce que l'œil malade est resté privé de lumière pendant tout le temps que le cristallin a mis à s'opacifier. Les rayons lumineux n'arrivant plus ou de moins en moins sur la rétine, cette membrane a perdu peu à peu ses qualités électives. Comme le dit *de Wecker* (1), « l'absence de vision peut, à la longue, déterminer, dans l'œil exclu de la fonction de la fixation, une amblyopie d'un degré variable ; l'expérience apprend à ne faire, chez les adultes, que peu de cas de ce danger et on peut le combattre efficacement en soumettant l'œil opéré à des exercices méthodiques ».

Le retour *ad integrum* ne peut se faire immédiatement après que l'obstacle à la vision aura disparu. Il faut une adaptation, une éducation progressive de l'organe. De même que, après une fracture de jambe, le malade doit réapprendre à marcher, l'aphaque a besoin d'un exercice continu avant de pouvoir se servir utilement de son œil.

« L'acte final de la vision est un acte cérébral de perception et il implique certains exercices fonctionnels ; l'éducation facilite l'intelligence des images,

(1) DE WECKER et LANDOLT : *Traité des maladies des yeux*, t. II, p. 248.

aiguise, affine la capacité visuelle des individus (1). »
Les opérés de cataracte ont besoin, malgré la perception plus ou moins nette de l'image, de subir un certain entraînement visuel. Ces différentes notions ne
s'acquièrent que par des exercices répétés et au bout
d'un temps plus ou moins long. Le développement
intellectuel primitif des divers sujets ou leur éducation préopératoire jouent un certain rôle dans la rééducation oculaire. Il y a une intelligence visuelle plus
ou moins développée chez les malades, et cette intelligence visuelle permet de modifier certains actes physiologiques. Il semble donc que des exercices méthodiques, c'est-à-dire l'éducation de la fonction, puissent
développer la sensibilité de la perception oculaire.

Ce meilleur fonctionnement de l'organe retentit
sur sa nutrition et il se produit une répartition plus
constante des éléments utiles.

Peut-être, comme l'explique *Wagenmann* (2), la
diminution de la tension oculaire, que l'on observe
après l'extraction du cristallin, favorise-t-elle la cir-
culation sanguine des membranes de l'œil et la per-
méabilité des vaisseaux devient-elle plus grande
après la détente opératoire. Ce sont là des hypo-
thèses qui mériteraient d'être vérifiées, et nous ne
pouvons que regretter que les modifications physiologiques produites dans l'état de l'œil par l'extraction de la cataracte aient inspiré si peu de travaux
en oculistique.

(1) Truc et Valude : *Nouveaux éléments d'ophtalm.*, Paris, 1896.
(2) Wagenmann : Beitrag zür Kenntniss der Circulationstorungen
den Nitzhautgefæssen (*A von Græfe's Archiv.*, t. XLIV, p. 219).

# OBSERVATIONS

## Observation 1

Nᵒ 3o. — Amédine F..., soixante-six ans, tisseuse, rue de Nuits, 3, Lyon.

Cataracte dure, OG. Début il y a un an. Opération le 3 mai 1898. Extraction simple ; pas d'incidents. Bonnes suites opératoires.

$V = 1/20$ avec sph. $+$ 10 D.

Ne sait pas lire.

La malade est revue le 25 avril 1901.

$V = 1/6$ fort avec sph. $+$ 7 D.

## Observation 2

N· 38. — Claude L..., soixante-dix ans, cultivateur, rue Dumont, 14, Lyon.

Cataracte bilatérale complète et dure, OD $=$ début il y a deux ans ; OG $=$ un an. Opération le 21 mai 1898. Extraction simple, sans incident. Excellent résultat. Il reste encore quelques masses cristalliniennes très légères. T. 1.

$V = 1/8$ avec sph. $+$ 11.

Lecture avec $+$ 15 D.

Revu le 18 février 1904. $V = 2/3$ avec sph. $+$ 12,

L'acuité de près n'a pas variée. Le malade lit couramment le journal. Pas d'As. cornéen.

Pupille bien ronde, mobile, parfaitement rouge, à T. 1.

Les quelques opacités post-opératoires se sont complètement résorbées.


### OBSERVATION 3

N° 42. — Françoise V..., soixante-treize ans, rue Corne-de-Cerf, 103, Lyon.

Cataracte OG dure. Opération le 25 mai 1898. Extraction simple sans incidents.

A la sortie, la vision est très inférieure. Pas de correction par les verres.

Revient le 4 juillet de la même année.

$V = 1/15$ avec $+ 8$.

Il reste encore quelques débris dans le champ pupillaire, mais la date de l'opération est encore trop récente pour qu'on puisse assurer qu'ils ne disparaîtront point.


### OBSERVATION 4

N° 47. — Marie B..., soixante-neuf ans, à Luys (Savoie).

Cataracte double, complète, dure. OD : début il y a deux ans ; OG : un an.

Depuis six mois la malade ne peut même plus se conduire.

Le 28 mai 1898, on pratique l'extraction du cristallin dans sa capsule (OG). Pas d'incidents opératoires.

Le 10 juin suivant, on opère l'œil droit. Extraction avec iridectomie motivée par l'indocilité de la malade.

A la sortie : Bel aspect de l'œil, des deux côtés.

OD : $V = 1/10$ avec sph. $+ 9^d$.

OG : $V = 1/15$ avec sph. $+ 9$. Illettrée.

Le 12 février 1904, la malade nous fait dire que la vision a considérablement augmenté et qu'elle aperçoit nettement les cimes des montagnes les plus éloignées (?).

### OBSERVATION 5

N° 59. — Sabine L..., cinquante-quatre ans, dévideuse, Grande Rue de la Croix-Rousse, 52, Lyon.

Cataracte OG. Début il y a cinq ans. — OD : cataracte incomplète.

Le 30 juin 1898, extraction simple (OG). Bonnes suites opératoires.

A la sortie OG : $V = 1/6$ avec sph. $+$ 10$^d$.

La malade est revue chez elle, le 12 février 1904.

$V = 1/3$ avec le même verre.

Pupilles bien rondes. Pas de masses secondaires à l'éclairage simple et latéral. Pas d'As. cornéen. Type 1.

### OBSERVATION 6

N° 60. — Jean D..., soixante-six ans, tisseur, rue du Mail, 32, Lyon.

Cataracte OG ayant débuté il y a six mois.

Opération le 20 juin 1898. Extraction simple.

Cataracte demi-molle, dégagement facile. Bon résultat au premier pansement.

A la sortie :

$V = 1/4$ avec sph. $+$ 10.

Ne sait pas lire mais distingue les caractères de G.

Pas de masses. Fond uniformément rouge.

Revu le 29 octobre 1901. — Très belle pupille. Compte les doigts à 1 m. 50 sans verres.

Avec sph. $+$ 8 : $V = 1/12$.

### OBSERVATION 7

N° 64. — Marguerite G..., soixante-quatre ans, rue Denfert, 52, Lyon.

Cataracte OD demi-molle, ayant débuté il y a dix ans,

OG : baisse de la vue due à opacification incomplète du cristallin.

Le 31 août, extraction sans incident ; pas d'iridectomie.

Très beau résultat. Pupille noire ; belle chambre ant.

OD : V = 1/5 avec sph. + 11.

Malade revue le 23 février 1904.

V = 1 avec sph. + 12.

Lit 1 de G. avec + 16.

La pupille semble légèrement attirée en haut, vers la cicatrice cornéenne. Pas d'enclavement mais léger pincement de l'iris. Type n° 4.

As. = 1 D.V.

Fond bien rouge sans la moindre opacité.

## Observation 8

N° 88. — Louis D..., soixante-quinze ans, tisseur, rue d'Isly, 1, Lyon.

OG : Cataracte mûre, dure.

OD : Cataracte au début.

Le 11 novembre 1898. Opération (OG). Extraction simple sans incidents.

A la sortie, chamb. ant. complètement reformée.

Beau résultat.

OG : V = 1/8 avec + 10 sph.

Le 9 février 1904, le malade revient à l'hôpital.

OG : V = 1/3 avec sph. + 11.

Lit n° 1 de G. avec sph. + 15. Au Schiotz et Javal, on trouve : As. : 2 dioptries. M. 45°.

Avec :

{ Sph. + 11.
{ Cyl. + 2. M. 45°.

V = 2/3.

Pupille un peu déformée par la présence d'une synéchie antérieure à trois heures. Champ pupillaire rouge. Typ. 1.

### OBSERVATION 9

N° 92. — Marius C..., soixante-deux ans, rue de l'Enfance, 43, Lyon.

Cataracte dure OD. Opération classique sans incidents. Il reste quelques masses dans le champ pupillaire T. 2.

OG : V = ombre de la main à o m. 3o.

A l'éclairage oblique, on aperçoit le champ pupillaire complètement obstrué par des masses secondaires.

As. = 1 D. 45.

### OBSERVATION 10

N° 106. — Pierre N..., soixante-douze ans, cultivateur à . Lentilly (Rhône).

Cataracte traumatique OD. Tremblotement de l'iris. Synéchies postérieures à six heures. La pupille est ectasiée et présente une déformation elliptique à grand axe vertical.

Opération le 11 avril 1900. Extraction combinée.

Un peu de vitré sort.

Bonnes suites opératoires.

A la sortie OD : V = 1/3 avec sph. + 8 D.

Le 11 décembre 1903, le malade revient changer ses lunettes.

OD. : V = 1/2 avec sph. + 12 D. Ne sait pas lire. Quelques légers filaments opaques, à direction verticale sur le bord interne de la paupière. Pas d'As.

### OBERVATION 11

N° 134. — Jean H..., cinquante-neuf ans, plieur, rue Dumont-d'Urville, 3, Lyon.

Cataracte sénile OD. Opération le 13 octobre 1899.

Extraction simple sans incidents. Sortie laborieuse d'un gros noyau dur.

Très bonnes suites opératoires.

OD : V = 1/8 avec sph. + 10.

Le malade est revu chez lui le 18 février 1904.

OD : V = 1/2 avec sph. + 11.

Lit couramment le journal avec sph. 15 D. Léger pointillé sur champ pupillaire. As : oD.

### OBSERVATION 12

N° 143. — Jacques R..., soixante ans, place du Château, Roanne.

Cataracte OG demi-molle, à noyau volumineux.

Opération le 4 novembre 1899. Extraction simple à moyen lambeau.

Le malade part avec des hémorragies du vitré.

Fond d'œil inéclairable.

OD : V = o.

Il est revu à l'hôpital le 28 février 1901. La pupille est très dégagée ; il ne subsiste pas de masses opacifiées. Vision excellente. Elle n'a pas été déterminée plus amplement.

### OBSERVATION 13

N° 146. — Claude G..., cinquante ans.

Cataracte demi-molle OG.

Extraction le 26 novembre 1899.

Opération classique.

OG : V = 1/10 avec sph + 11.

Lit n° 7 de G. avec = 14.

Revu le 21 janvier 1901.

OG : V = 1/5 avec sph. + 11.

Lit n° 2 avec + 15 D.

### OBSERVATION 14

Auguste C..., douze ans, Dieulefit (Drôme).

OG : Cataracte congénitale opérée. Actuellement cataracte secondaire.

OD : Cataracte incomplète.

Opération le 24 novembre 1899. Iridectomie.

Suites opératoires satisfaisantes.

OG : V = 1/3 avec sph. + 12.

L'éducation n'est pas assez achevée pour que le malade puisse lire.

Le malade revient le 2 décembre 1901.

OG : V = 2/3 avec + 11.

Lit n° 1 de G. avec + 14 D.

### OBSERVATION 15

N° 150. — Femme G..., cinquante-neuf ans, rue du Doyenné, 16, Lyon.

Cataracte bilatérale demi-molle, ayant débuté il y a sept mois environ.

L'OD seul est opéré le 8 décembre 1899.

Large iridectomie.

La malade sort avec une vision très inférieure. Grosses masses opalines dans le champ pupillaire.

Le 12 janvier 1900, la malade revient avec une augmentation considérable de l'acuité visuelle. Toutefois, on remarque, à la partie inférieure du limbe, au niveau de la cicatrice opératoire, une petite saillie cicatricielle.

OD : V = 1/5 avec sph. + 8.

### OBSERVATION 16

N° 152. — Jean C..., soixante-neuf ans, cultivateur à Reyrieux (Ain).

OG : Cataracte opérée il y a quatre ans et demi (M. Gayet). Enclavement de l'iris.

OD : Cataracte demi-molle, complète.

Opération le 10/12 1899. Il se produit un léger pincement de l'iris à la suite de l'extraction.

OD : V = 1/12 avec + 11.

Le malade est revu en décembre 1903. La pupille est légèrement ectasiée en haut. Quelques masses périphériques.

OD : V = 1/2 avec sph. + 12.

Pas d'As. cornéen malgré l'enclavement.


## Observation 17

N° 159. — Anne C..., soixante-quinze ans, dévideuse, rue J.-B.-Say, 1, Lyon.

Cataracte OD ayant débuté il y a deux ans.

Opération le 25 janvier 1900. Extraction normale d'un gros cristallin de consistance molle.

Excellent résultat. Cicatrice parfaite.

OD : V = 1/4 avec sph. + 10$^d$ 3 + 14.

9 février 1904 : la malade revient à l'hôpital sur notre demande.

OD : V = 1 avec sph. + 11.

Lit N° 1 de G. avec + 15.

Pas d'As. au Schiotz et Javal. Pupille ronde, réagissant parfaitement. Fond bien rouge, sans masses pupillaires.


## Observation 18

N° 161. — Pierre M..., trente-sept ans, fabricant de parapluies, 3, rue du Mont-d'Or, Lyon.

Cataracte traumatique (OG) à la suite d'une piqûre par une tige d'acier.

Opération le 10 février 1900. Cataracte molle. Le cristallin sort en débris. Extraction simple. Bon résultat opératoire. L'iris réagit très bien et la cicatrice n'est pas apparente.

OG : V = 1 avec sph. + 12.

Le malade se présente à nouveau dans le service le 5 février 1904. La vision a considérablement baissé. A l'éclairage latéral, on aperçoit la capsule postérieure complètement opacifiée et malgré une énergique atropinisation on ne distingue qu'un mince liseré rougeâtre à la périphérie. Impossible de voir le fond de l'œil.

OG : V = 1/12 avec { cyl. + 4 axe vertical.
sph. + 12.

Ne distingue aucun caractère de Gabzowski.


## OBSERVATION 19

Nº 163. — Christine M..., soixante-trois ans, rue du Bon-Pasteur, 22, Lyon.

Cataracte sénile ODG. Depuis trois ans, la malade ne peut plus lire.

L'OG seul est opéré le 13/3 1900. Extraction simple sans incidents. Excellent résultat immédiat. Belle chambre antérieure.

OD : V = 1/3 avec + 10. Nº 2 de G. + 14 D.

27 septembre 1903.

OG : V = 1/2 avec sph. + 10.

Lit Nº 1 de G. + 14 D.

Pupille punctiforme, mais bien rouge. Pas de masses pupillaires.


## OBSERVATION 20

Nº 165. — Claude B..., quarante-huit ans, rue Garibaldi, 21, Lyon.

Cataracte OG demi-molle. Opération le 13/3 1900.

Extraction simple. Bon résultat.

OG : V = 1/2 avec sph. + 11.

Lit facilement le journal avec + 15.

Le malade est revu le 16 juin 1903.

OG : V = 2/3 avec + 11.

Lit couramment 1 de de Wecker avec + 15.

As : M 120°. 3 dioptries.

Pupille petite mais bien ronde, uniformément rouge. Type Nº 1.

## Observation 21

N° 169. — Pierre D..., soixante-cinq ans, cultivateur à Dizimieu (Isère).

Cataracte sénile double. Le 25 mars 1900, opération OG.

Extraction simple, sans incident, suivie d'un bon résultat opératoire.

A la sortie :

OG : V = 1/14 avec + 11 D.

3 mars 1902 : le malade revient pour l'œil droit.

OG : V = 1/10 avec + 11 sph.

Lit n° 6 de G. avec + 14.

A l'éclairage latéral on aperçoit en bas de la pupille une masse opacifiée masquant les 2/5 inférieurs du champ pupillaire. Type n° 2.

## Observation 22

N° 180. — Anthelme B..., soixante-cinq ans, rue Ozanam, 2, Lyon.

Cataracte OD dure, opérée en 1899, kérato-kystitomie. Bon résultat immédiat.

Le malade est revu le 22 février 1904.

OD : V = 1/3 avec sph. + 12 ; illettré.

Belle pupille, bien nette. Pas de masses secondaires, T. 1. Pas d'As. appréciable.

## Observation 23

N° 183. — Léonard Bl..., soixante ans, Gilly-sur-Loire (Saône-et-Loire).

Cataracte sénile double, ODG. Début il y a cinq ans.

La vision est complètement abolie depuis six mois.

Opération le 3 mars 1900, OG. Extraction simple. Bon résultat immédiat. V = 1/8 faible.

Malade revu le 6 octobre 1900.

OG : V = 1/4 avec sph. + 10 D.

A l'éclairage latéral on aperçoit au centre de la pupille une petite masse noire avec des prolongements sous forme de filaments ténus. Type n° 2.

## OBSERVATION 24

. N° 190. — Pierre N..., soixante et un ans, cultiv. Saint-André d'Apchon (Loire).

OG : Cataracte demi-molle, complète.

Opération le 26 mai 1900. Extraction simple à grand lambeau. Le cristallin sort assez difficilement.

Il reste des masses cataractées dans la pupille, on les expulse par le massage à travers les paupières.

Pupille bien noire. Bonnes suites opératoires.

A la sortie :

OG : V = 1/2 avec sph. + 9.

Le 24 mai 1902, le malade revient pour se faire opérer l'œil droit.

OG : V = 1/4 avec sph. + 10 D.

La pupille présente une masse paracentrale de coloration grisâtre, transparente à la lumière. Quelques filaments opaques sur le bord interne. Type n° 2.

## OBSERVATION 25

N° 194. — Victor R..., soixante-quatre ans, rue du Bourbonnais, 93, Lyon.

Cataracte double, sénile, incomplète à droite.

L'œil G. est opéré, le 19 mai 1900. Extraction simple sans incident d'un cristallin de consistance assez dure. Bonnes suites opératoires.

Le malade part avec une excellente vision.

Revu le 24 juillet 1903.

OG : V = 2/3 avec sph. + 10 D.

M. 90 : As. = 1 dioptrie. Pupille bien ronde présentant quelques masses périphériques opaques. Type n° 2.

## OBSERVATION 26

N° 198. — Antoinette C..., soixante et un ans, à Rivoley (Rhône).

Cataracte demi-molle (OG) opérée le 16 mai 1900.

Iridectomie.

La malade se montre nerveuse, indocile et, par ses mouvements intempestifs, provoque une issue de vitré peu abondante. L'œil accusait un peu d'hypertension. Consécutivement à l'opération, on observe de l'iritis inflammatoire. La malade part avec une vision assez bonne.

1/10 avec sph. + 11.

Lit 6 de G. avec + 16.

Revue le 18 mars 1901.

OG : V = même acuité qu'au départ.

Pupille type n° 3. Léger pincement de l'iris.

## OBSERVATION 27

N° 200. — Lazare Cl..., soixante-cinq ans, rue Sébastien-Gryphe, 89, Lyon.

Cataracte dure, adhérente (OG), opérée le 25 mai 1901.

Large iridectomie supérieure nécessitée par la rigidité de l'iris et les adhérences du cristallin qui sort très difficilement. Pas d'issue de vitré. Bonnes suites opératoires.

OG : V = 1/16 avec + 14 D.

Lit n° 1 de G. avec + 14 D. et une loupe de + 13 D. (Hypermétropie forte depuis l'enfance).

Le malade est revu le 9 août 1902 et le 27 février 1903.

L'acuité est égale à 1/4 avec les mêmes verres.

En janvier 1904, ce malade se représente à nouveau.

V = 2/3 avec sph. + 14. N° 1 de G. avec + 14 D.

La pupille est ronde, mobile ; le fond s'éclaire bien.

Quelques filaments périphériques d'aspect opalin.

Type n° 1. As. = 1 D. MV.

### OBSERVATION 28

N° 206. — Michel B..., soixante-sept ans, cultivateur à Montluel (Ain).

OG. Cataracte dure, opérée le 7 juin 1900.

Extraction simple à grand lambeau. Le cristallin sort sans difficulté. Pupille très noire. Excellent résultat immédiat. Les suites opératoires sont des plus normales, et le malade quitte l'hôpital complètement guéri, le 22 juillet, avec :

OG : V = 1 à 5 m. sph. + 10.

Il est revu le 19 juin 1902.

OG : V = 1 avec sph. + 11.

Lit n° 1 de G. avec + 14 D.

Belle pupille présentant de légères stries noirâtres à la partie inférieure et externe. Type n° 1.

### OBSERVATION 29

N° 218. — Joséphine F..., cinquante-sept ans, Saint-Martin-la-Louveté (Loire).

Cataracte demi-molle (OG). Début de cataracte (OD).

Le 17 septembre 1900, opération sans incident. Kératokystitomie. Après l'opération, la malade compte facilement les doigts.

Il reste dans le champ pupillaire un léger débris cristallinien. Fond d'œil normal.

OG : V = 1/5 avec sph. + 9 D.

Revue en décembre 1901.

OG : V = 1/2 avec sph. + 10 D.

Même état de la pupille. Masse centrale allongée dans le sens du méridien horizontal. Cette masse fait une légère saillie dans la chambre antérieure. Type n° 2.

### OBSERVATION 30

N° 219. — Jean-Claude M..., soixante et un ans.

Cataracte demi-molle (OD). Opération classique le 15 septembre 1901. L'iris rentre mal ; on le refoule avec la spatule. Bon résultat. Pupille arrondie. Petite opacité dans le champ pupillaire, en haut et en dedans (Type n° 2). Pupille normale.

OD : V = 1/4 avec sph. + 11.

Même résultat et même aspect de la pupille en janvier 1904.

Opérée de l'OG, il y a quatre ans (M. Gayet).

V = 1/6.

Prolapsus réséqué. L'acuité n'a pas faibli depuis l'opération.

## OBSERVATION 31

N° 220. — Jean-B. B..., soixante-quatre ans, cultivateur, Saint-Paul-en-Jarret.

Cataracte dure OG opérée le 15 septembre 1900 sans incidents. Bon résultat opératoire. Suites normales.

OG : V = 1/10 avec sph. + 10 D.

Ne sait pas lire.

Pupille arrondie, bien rouge. On distingue nettement la papille à l'ophtalmoscope. Fond normal.

Quelques filaments grisâtres à la périphérie de l'iris.

Revu à Lyon le 11 février 1904.

OG : V = 1/2 avec sph. + 12 D.

Pupille mobile, régulière. Les masses post-opératoires ont complètement disparu par résorption.

Type N° o.

Pas d'As. cornéen.

## OBSERVATION 32

N° 221. — Jean-Marie B..., soixante et onze ans. Saint-Maurice-le-Châteauneuf.

OD. Cataracte demi-molle ayant débuté depuis six ans. Le 18 septembre 1900, extraction simple à grand lambeau. Bon résultat. Pas d'incidents opératoires. Après atropinisation la pupille paraît bridée par des adhérences à la capsule en haut et en bas. Sous l'influence de l'atropine, les adhérences se rompent et la pupille libérée prend une forme régulière au bout de quelques jours de traitement.

A la sortie :

OD : V = 1/6 avec sph. + 10 D.

Fond d'œil normal. Cataracte au début OG.

11 février 1904. Le malade écrit que son acuité est restée toujours telle qu'après l'intervention.

### OBSERVATION 33

N° 222. — Antoinette G..., cinquante-huit ans, rue des Macchabées, 58, Lyon.

Cataracte demi-molle OG, opérée le 22 septembre 1900, sans incidents. Bon résultat opératoire. La pupille, au dixième jour de l'opération présente des masses demi-transparentes à la partie inférieure. Fond d'œil visible.

OG : V = 1/4 avec + 11 sph.

De près + 15 D.

OD opéré il y a six ans (M. Gayet). La malade est restée deux ans sans voir. La vue est revenue peu à peu.

Actuellement :

OD : V = 1/4 avec sph. + 10.

Le 12 janvier 1904 :

OD : V = 1/2 avec + 11 D.

ODG : V = 2/3.

OG : V = 1/2 avec + 11.

Travaille de près avec :

ODG sph. + 15 D.

Pas d'As. Pupille type N° 2.

### OBSERVATION 34

N° 224. — Henriette V..., cinquante-cinq ans, rue des Fantasques, 6, Lyon.

Cataracte demi-molle OG. Opération le 25 septembre 1900. Pas d'incidents. Au troisième pansement la malade présente un ulcère de la cornée. Les jours suivants il se produit un léger hypopion. Traitement : bleu de méthylène, atropine. Injections d'huile biodurée. L'hypopion se résorbe rapidement. Le 13 octobre on commence à voir le fond de l'œil.

OG : V = 1/10 à 1 m.

Il persiste encore un peu de flou de la cornée. La malade est revue trois mois après.

V = 1/20 avec sph. + 4.

La malade déclare n'y avoir jamais bien vu auparavant de cet œil (amblyopie).

Pupille type N° 2.

### OBSERVATION 35

N° 225. — Jean C..., soixante-quinze ans, Saint-Bonnet-le-Froid (Haute-Loire).

OD. Cataracte dure sénile. OG opéré antérieurement par M. Gayet (la malade ne voit rien de cet œil).

Opération le 27 septembre 1900. Cristallin avec une grosse masse calcaire en bas. Pas d'incidents pendant l'extraction. Bon résultat opératoire.

OD : V = 1/6 avec sph. + 10. Pupille type N° 2.

Le 30 septembre 1901, la fille du malade écrit que l'opéré voit très bien et lit couramment le journal.

### OBSERVATION 36

N° 226. — Moz..., vingt-cinq ans, Lozanne (Rhône).

Cataracte congénitale tardive (OG) ayant débuté il y a cinq ans. Aspect blanc opalin. Pas de traumatisme dans les antécédents. Cristallin étoilé en Y avec une plaque calcaire.

Opération le 25 septembre 1900. Extraction avec iridectomie. Le cristallin vient mal, en débris. Pas de noyau central.

OG : V = 1/4 avec sph. + 9.

Le malade est revu en octobre 1903.

OG : V = 1 avec sph. + 10 D.

Belle pupille, type N° 3 sans masses périphériques.

### OBSERVATION 37

N° 229 — Adrien M..., soixante-neuf ans, cultivateur, Taret (Haute-Loire).

OD : Cataracte demi-molle complète.

Opération le 15 octobre 1900. Extraction simple sans iridectomie.

Il reste après l'opération de nombreuses masses secondaires dans la pupille. On instille de l'atropine régulièrement les jours suivants. Peu à peu le malade recouvre une acuité satisfaisante.

Pupille type N° 2 avec des masses plus épaisses sur le fond interne.

OD : V = 1/10 avec sph. + 10.

Revu le 17 mai 1901 :

OD : V = 1/8 avec sph. + 12.

On n'a pas noté l'état de la pupille et du fond à cette date.

### OBSERVATION 38

N° 230. — Claude C..., trente ans, à Digoin (Saône-et-Loire).

OG : Cataracte traumatique. Cristallin de couleur blanche, nacrée. Plaie d'entrée sur la cornée à 11 heures. Opération le 13 octobre 1900.

Pas d'iridectomie ; le cristallin est projeté brusquement.

Il contient un corps étranger. A la suite de l'opération, léger hypohéma dans la chambre antérieure au 31 octobre.

OG : V = 1/3 avec sph. + 9 D.

Ne sait pas lire.

Pupille ronde, très éclairable, très mobile. Type N° 1.

Le 7 janvier 1904, le malade donne de ses nouvelles. L'acuité n'a pas changé ; elle aurait plutôt augmentée.

## OBSERVATION 39

Nᵒ 232: — Auguste L..., soixante-douze ans, Laval-d'Aix (Drôme).

Cataracte OD demi-molle. Opérée le 30 octobre 1900.

Extraction simple. Il reste quelques débris dans la chambre antérieure. Les masses disparaissent, mais incomplètement sous l'influence de l'atropine.

OD : V = 1/4 avec sph. + 8 D.

Le 3 mai 1902 :

OD : V = 1/2 avec sph. + 10.

Lit nᵒ 4 de G. avec + 14.

## OBSERVATION 40

Nᵒ 233. — Philippe C..., quarante-sept ans, rue Saint-Pierre-de-Vaise, Lyon.

OG : Cataracte traumatique demi-molle.

Le malade dit n'avoir jamais bien vu de cet œil.

Opération le 16 octobre 1900. Pas d'iridectomie.

Cristallin mou, vient par morceaux.

OG : V = 1/2 avec sph. + 10 D.

Le malade est revu le 29 avril 1901.

Son acuité a considérablement augmenté.

OG : V = 1/2 avec + 10 sph.

Pupille réagissant bien, arrondie. Fond uniformément rouge.

Pas de masses. Type Nᵒ o.

## OBSERVATION 41

Nᵒ 234. — Madeleine P..., cinquante-huit ans, rue de la Tannerie, Roanne.

Cataracte dure bilatérale ; début il y a deux ans environ.

OD : Opération le 18 octobre 1900. Extraction simple.

Sortie brusque d'un cristallin de consistance dure. Excellent résultat immédiat.

A la sortie :

OD : V $=$ 1/3 sph. $+$ 8 D.

Pupille type n° 1. Uniformément rouge et bien régulière, quelques stries très ténues, grisâtres.

Le 25 novembre 1901, la malade écrit qu''elle est enchantée du résultat opératoire. État stationnaire.

### OBSERVATION 42

N° 235. — Jean B..., soixante-quinze ans, rue Garibaldi, 64.

OD : cataracte dure, sénile. OG : cataracte commençante.

Extraction du cristallin cataracté sans iridectomie le 18 octobre 1900. Après le premier pansement, on trouve un léger pincement de l'iris. La chambre antérieure ne se reforme que lentement.

Avec $+$ 10 sph. $=$ 1/6.

Le malade est revu le 25 février 1904.

OD : V $=$ 1/3 avec sph. $+$ 12.

Le prolapsus a presque complètement disparu. Petite opacité pupillaire siégeant à la partie supérieure.

Pas d'As.

### OBSERVATION 43

N° 236. — Jean-Marie L..., soixante ans, rue François-d'Assises, 13, Lyon.

OG : cataracte demi-molle. Le 18 octobre 1900, opération classique. Pas d'incidents opératoires. Au premier pansement on constate une légère opacité diffuse de la cornée mais qui régresse dans la suite. Il reste quelques débris de cristallin dans le champ pupillaire.

Avec $+$ 10 D. sph. V $=$ 1/10 OG.

Le malade est revu chez lui le 24 février 1904. OD $=$ cataracte complète. V $=$ 0

OG : V = 1 avec sph. + 12.

Le malade, qui est tisseur de sa profession, ne possède qu'une paire de lunettes et s'en sert également pour la vision éloignée et pour la lecture. L'acuité a considérablement augmentée depuis quatre ans. Il se déclare enchanté du résultat. Belle pupille ronde, bien noire. Pas d'As.

## OBSERVATION 44

N° 237. — Guillaume M..., soixante-cinq ans, cultiv. à Gleizé (Rhône).

Cataracte demi-molle, OG. Opération classique le 20 octobre 1900. Bon résultat. Suites normales.

Pupille type n° 2.

A la sortie :

OG : V = 1/5 avec sph. + 9.

Le 4 octobre 1902 :

OG : V = 1/6 avec 1 sph. + 10 D.

Lit n° 2 G., avec sph. + 16.

La pupille présente en bas et en dehors une grosse masse secondaire opaque.

## OBSERVATION 45

N° 241. — Jean-Pierre G..., soixante-cinq ans, cultivateur.

Cataracte OG demi-molle. Le 25 octobre 1900, extraction simple sans incidents. Noyau peu volumineux ; on expulse les masses qui restent avec le massage. Bon résultat opératoire. Bel aspect de l'œil.

A la sortie :

OG : V = 1/7 avec sph. + 11.

Lecture avec + 15.

Le malade est revu le 11 novembre 1901.

OG : V = 1/12 avec + 11.

Voit le n° 10 de de Wecker avec + 15. La pupille est

barrée par une masse opaque ayant la forme d'une bande
étroite. En bas, deux masses secondaires à la périphérie de
l'iris.

## OBSERVATION 46

N° 246. — Claude B..., soixante-quatre ans, Saint-Pierre-
de-Chandieu (Isère).

Cataracte dure OG. Opération le 3o octobre 1900. Pas
d'incidents. Au deuxième pansement, on trouve un peu de
sang dans la chambre antérieure. Le 9 novembre, l'hypohéma est résorbé.

L'acuité n'est pas améliorée par les verres. V = 1/10 OG.
Il existe un commencement d'atrophie choroïdienne. Le
malade se représente le 18 mai 1901. Il a perdu subitement
la vue il y a une vingtaine de jours. On constate, outre des
plaques d'atrophie choroïdienne, un décollement rétinien
occupant le segment supéro-temporal.

La pupille est bien dégagée. Quelques opacités en bordure
à la périphérie du champ pupillaire. Type N° 2.

## OBSERVATION 47

N° 249. — Étiennette V..., soixante-sept ans, religieuse du
Sacré-Cœur, Lyon.

Cataracte dure OG. Opération le 10 novembre. Iridectomie supéro-externe. Pas d'incidents opératoires. Il reste
quelques masses cristallinieunes dans le champ pupillaire.
Elles ne tardent pas à se résorber.

OG : V = 1/10 avec sph. + 10.

Voit N° 4 de G. avec + 15 D.

Revue le 24 décembre 1903.

OG : V = 2/3 avec sph. + 13 D.

Lit N° 1 de G. avec + 16.

Pas d'astigmatisme cornéen. Pupille type N° 3.

## OBSERVATION 48

N° 251. — Claude M..., soixante ans, Quincieux (Rhône).

Cataracte dure OG. Opération le 13 novembre 1900, sans incidents. Extraction simple à grand lambeau. Bon résultat immédiat.

OG : V = 1/10 avec sph. + 9 D.

Pupille arrondie, rouge. Type N° 1.

Revu le 11 janvier 1901.

OG : V = 1/4 avec sph. + 9.

Lit N° 5 de Wecker avec sph. + 13 D.

La pupille présente une forme triangulaire à sommet inférieur. Pas de masses.

## OBSERVATION 49

N° 252. — Louis D..., soixante-dix-huit ans, cultivateur à Dagnieux (Ain).

OG : Ancien opéré de cataracte. V = bonne. Iridectomie.

OD : Cataracte sénile dure. Opération le 15 novembre 1900. Pas d'incidents opératoires. Suites normales. Pupille légèrement déformée à la sortie. Pas de masses.

OD : V = 1/10 avec sph. + 10.

Le 4 février 1901 le malade écrit que la vue n'a pas baissé des deux yeux. Il se déclare satisfait du résultat de l'opération.

## OBSERVATION 50

N° 259. — Antoinette C..., soixante-deux ans, à Rivolet.

Cataracte OGD : En raison de l'état particulièrement agité du malade, on pratique l'anesthésie générale à l'éther. Extraction avec iridectomie (19 juillet 1900). Il reste quelques masses au niveau de la brèche irienne. Le centre de la pupille est bien dégagé.

OG : V = 1/10 faible avec sph. + 11.

Le 11 juillet 1901, la malade se représente à nouveau. L'acuité visuelle à 5 mètres est légèrement inférieure à 1/10. La vision est restée à peu près stationnaire.

### OBSERVATION 51

N° 261. — Louise B..., soixante-dix-sept ans, cours Lafayette, 27.

OG : Cataracte dure, sénile. La malade a déjà subi une énucléation OD. Le 8 décembre 1900, opération. Iridectomie supérieure. Bon résultat.

Guérison normale.

A la sortie, OG : V = 1/9 avec sph. + 11 D.

La pupille présente une légère bande de tissu opaque selon le méridien horizontal. Type n° 3.

Revue en février 1904.

OG : V = 1/2 avec sph. + 12.

Il ne subsiste pas d'astigmatisme. Pupille en trou d'épingle mais bien rouge. Pas de masses secondaires. (Type N° 3 sans les masses).

### OBSERVATION 52

N° 263. — Alexandre C..., soixante-dix-sept ans, rue de Baraban, 3, Lyon.

Cataracte dure OG. OD : cataracte opérée en mai 1899 (M. Gayet). Opération de l'OD le 22 décembre 1900.

Extraction pénible du cristallin dans sa capsule par iridectomie. Pas d'issue de vitré. Les jours suivants, à la suite d'une imprudence du malade, il se produit un léger épanchement de sang dans la chambre antérieure. Résorption facile de l'hypohema.

OG : V = 1/6 avec + 9 sph.

OG : V = 1/4 avec + 12.

Le malade revu chez lui n'accuse aucune baisse de l'acuité, loin de là. Les deux pupilles ne présentent aucune masse

E. GAGNIEUX.                                                        6

dans le champ central, ni au niveau de l'iridectomie. Type
N° 3.

V = 1/2 ODG avec + 12 sph.

Pas d'astigmatisme appréciable. Le malade a un peu
d'éblouissement à la grande lumière.

### OBSERVATION 53

N° 266. — Jean-B. M..., soixante-quatre ans, Saint-Didier-
de-Formans.

OD : Cataracte régressive.

OG : Cataracte commençante.

Le 14 janvier, extraction pénible d'un cristallin dur, avec
plaque calcaire après iridectomie. Bonnes suites opératoires.
Pupille type N° 3, quelques masses qui se résorbent sous
l'action de l'atropine.

OD : V = 1/7 avec sph. + 10 D.

Lit n° 5 avec + 14 sph.

Le malade revient le 6 mars 1903.

V = 1/6 avec + 10 D. Lit N° 3 de Parinaud avec + 14. La
pupille présente le même aspect qu'au départ.

### OBSERVATION 54

N° 280. — Thérèse R..., soixante-douze ans, rue Vieille-
Monnaie, 23, Lyon.

OD : Cataracte demi-molle opérée le 20 avril 1901.

Extraction simple. Noyau cristallinien dur. Il reste des
masses qu'on extrait péniblement. Au premier pansement
on se trouve en présence d'un prolapsus de l'iris à 1 h.

A la sortie V = 1/12 avec sph. + 11 D.

La pupille présente une masse opaque assez considérable
sur son bord interne.

Revue le 1er juillet 1901.

V = 1/4 avec sph. + 10 D.

Le 19 octobre 1901, la malade revient se plaignant de douleurs ciliaires. On constate de l'infection périkératique. Iris décoloré, d'aspect inflammatoire. Pupille encombrée. Scolex à 1 heure. Irido-choroïdite par pincement de l'iris.

Actuellement (février 1904), V = q.. Œil atrophié. Iris en tomate. Pupille complètement obstruée par des exsudats plastiques. Impossible d'éclairer le fond.

### OBSERVATION 55

N° 281. — Marguerite N..., soixante-quatorze ans, à Saint-Bernard (Ain).

OD : Cataracte demi-molle. OG : Cataracte au début. Opération (OD) le 24 avril 1901. Extraction simple. Bon résultat.

V = 1/6 avec sph. + 9 D.

Pupille légèrement bridée en bas par une synéchie postérieure.

27 décembre 1902. — La malade revient avec une amélioration évidente de l'acuité.

V = 2/3 avec sph. + 10.

Lit N° 1 de G. avec + 14.

Pupille arrondie. Type N° 1. Petite masse brunâtre, opacifiée, à 6 heures.

### OBSERVATION 56

N° 282. — Françoise D..., soixante-quatre ans, à Bourgoin (Isère).

Cataracte dure OD. Le 25 avril 1901, opération. Extraction simple. La malade s'agite beaucoup au point que, dans le temps de la contre-ponction, le couteau s'engage dans l'iris. Au moment de l'ouverture de la chambre antérieure, il se produit une issue de vitré.

La malade part avec un prolapsus irien en haut et un astigmatisme très considérable.

OD : V = 1/6 avec sph. + 11.

Le 16 avril 1901, la malade se représente à nouveau ; le prolapsus est aplati et recouvert d'une trame de tissu cicatriciel. Pupille elliptique à grand diamètre transversal. Un peu de photophobie et de blépharospasme. Pas de débris pupillaires.

$V = 1/4$ (OD) avec sph. $+ 9$.

## OBSERVATION 57

N° 285. — Marguerite D..., soixante et un ans, à Chaleyssin (Isère).

Cataracte dure OD. Extraction simple le 30 avril 1901.

Pas d'incidents. Bon résultat opératoire. Le 9 mai, la guérison est parfaite.

OD : $V = 1/20$ avec sph. $+ 11$.

Revue le 29 juillet 1901. L'iris est recouvert, au niveau de sa périphérie, par des exsudats brunâtres qui passent sur sa face antérieure à 1 heure et à 5 heures. Déformation elliptique à grand axe vertical de la pupille. Trou sténopéique à travers les masses qui encombrent le champ.

$V : OD = 1/20$ avec la même correction sph.

## OBSERVATION 58

N° 288. — Xavier G..., soixante-douze ans, cultivateur à Barsac.

Cataracte dure OG. Le 6 mai, extraction simple sans incidents. Bon résultat immédiat. Le malade quitte l'hôpital avec :

OG : $V = 1/10$ avec sph. $+ 9$ D.

Pupille légèrement allongée dans le sens transversal.

Pas de masses cristalliniennes.

Le malade revient le 14 mai 1902 pour faire opérer l'œil droit. La forme de la pupille n'a pas varié. L'iris adhère à

la cornée vers sa partie supérieure. Pas de chambre antérieure à ce niveau. Pas de masses. Fond normal.

OG : V = 1/3 avec sph. + 11.

Lit N° 2 de G. avec + 15 D.

## OBSERVATION 59

N° 290. — Pierre C..., cinquante-sept ans, Chazelles-s.-Lyon
(Loire).

Cataracte dure OG ayant débuté il y a deux ans. OD :
Cataracte au début. On opère l'OG le 9 mai 1901. Extraction
simple sans incidents. Bon résultat. Le 15 mai :

OG : V = 1/8 avec sph + 9.

Belle pupille (type n° 1) ronde et bien rouge. Une petite
masse grisâtre à 7 heures.

14 novembre 1901. — Le malade revient avec son œil en
parfait état.

OG : V = 1/2 avec + 11.

Même aspect de la pupille. Beau résultat.

## OBSERVATION 60

N° 291. — Barbe M..., soixante-six ans, place Taba-
reau, 11.

OG : Cataracte dure sénile. OD : Commencement d'opacification du cristallin. Opération le 9 mai 1901. Le cristallin
OG est enlevé sans difficulté. Bon résultat. A la sortie :

OG : V = 1/6 fort avec sph. + 9 D.

Pupille un peu déformée. Quelques points opacifiés sur le
champ pupillaire.

2 février 1902 :

OG : V = 1/2 avec sph. + 12.

Lit n° 1 de G. avec 16 D.

L'état de la pupille n'a pas été noté.

## OBSERVATION 61

N° 292. — Claudine L..., soixante-treize ans, Chazay-d'Azergues (Rhône).

Cataracte dure OG. Opération le 9 mai 1901. Extraction combinée rendue nécessaire par l'adhérence du cristallin. Le vitré pointe sans sortir. On pêche le cristallin avec le crochet. Bon résultat immédiat. Au premier pansement, le lambeau conjonctival est un peu retourné. Il reste des masses dans la pupille. Le malade part avec une acuité visuelle passable. Revu le 13 juillet 1901 Iritis plastique OG avec exsudats obstruant complètement la pupille.

V = o.

## OBSERVATION 62

N° 293. — Philomène M..., soixante ans, rue Pailleron, 8, Lyon.

OG : Cataracte régressive sénile. Le 14 mai 1901, extraction pénible d'un cristallin très dur et irrégulier. On est obligé de pratiquer l'iridectomie. Bonnes suites. Le malade part avec des masses obstruant la pupille.

Le 21 juin :

OD : V = 1/9 avec sph. + 11.

Revu le 30 septembre 1901. Il existe une opacification leucomateuse de la cornée, au niveau de la cicatrice opératoire, s'étendant sur toute la brèche irienne. Quelques masses non résorbées à la périphérie du champ pupillaire.

Même acuité qu'au départ.

## OBSERVATION 63

N° 295. — Jeanne P..., soixante-dix ans, Sury-le-Comtal (Loire).

OG : Cataracte demi-molle, mûre.

OG : Commencement de cataracte stellaire.

Le 14 mai 1901, opération. Pas d'iridectomie. Extraction facile du cristallin. Bon résultat opératoire. La malade sort avec :

OG : V = 2/5 avec sph. + 11.

Pupille type n° 1 avec une petite masse en haut vers 11 heures.

Revue le 11 décembre 1901 :

OG : V = 1/2 avec + 11 D. sph.

On n'a pas noté l'état de la pupille à cette époque.

### OBSERVATION 64

N° 298. — Louis-B. M..., cinquante ans, Vizeronne (Isère).

OG : Cataracte molle. Extraction simple le 18 mai 1901. Le cristallin est projeté précipitamment. L'iris rentre mal ; on instille de l'ésérine. La chambre antérieure ne se reforme que lentement dans les jours qui suivent l'opération.

OG : V = 1/3 avec sph. + 10 D.

Lit N° 4 de G. avec + 14.

Le malade est revenu plusieurs fois à la consulation et, chaque fois, on notait une amélioration sensible de l'acuité visuelle. La dernière fois, 17 décembre 1903, il avait :

OG : V = 1 avec sph. + 11.

Lit N° 1 de G. avec sph. + 14. Pupille ronde, en myosis prononcé. Pas de masses.

### OBSERVATION 65

N° 301. — Marguerite B..., soixante ans, à Ornacieux (Isère).

Cataracte dure, sénile OG (ancienne malade opérée d'un empyème du sac par extirpation).

Opération le 21 mai 1901. Extraction sans difficulté.

Le cristallin vient en une seule masse. Bon résultat.

Le malade part avec une belle pupille, bien noire, type
N° 1.

OD : V = 1/3 avec sph. + 9 D.

Revue le 5 octobre 1903.

V = 1/2 avec sph. + 11.

Ne sait pas lire mais distingue les petits lettres de G. avec
+ 13 D. Pupille bien contractile, régulière.

Il existe une petite masse opaque, bien centrale, mais qui
ne gêne pas la vision.

### OBSERVATION 66

N° 304. — Jean-Marie T..., soixante ans, cultivateur à
Saint-Marcel-d'Urphé (Loire).

OD : Cataracte demi-molle. Opérée le 25 mai 1901 par
extraction simple. Pas d'incidents. Excellent résultat immédiat. Pupille régulière et nette. Pas de masses secondaires.
Type N° 1.

OD : V = 5/8 avec sph. + 8 D.

En décembre 1902, le docteur de la malade écrit que sa
cliente est enchantée du résultat de l'opération et qu'elle y
voit comme si elle n'avait jamais eu de cataracte. Il y a donc
eu amélioration probable depuis le départ de la malade.

### OBSERVATION 67

N° 307. — Étiennette G..., soixante et onze ans, à Ven-
dranges (Loire).

Cataracte dure OD opérée le 30 mai 1901 sans incidents.
Bon résultat. Au départ de la malade on note : P = type
N° 1.

OD : V = 1/12 avec sph. + 12.

Atrophie optique OG : V = q.

Le 26 décembre 1901, son médecin écrit qu'elle vient de
mourir subitement mais que sa vue était excellente de l'œil
opéré.

### OBSERVATION 68

N° 311. — Fructueux C..., soixante-huit ans, aux Petites
Sœurs des Pauvres, Lyon.

Cataracte dure OD. Malade atteint de paralysie agi-
tante, ce qui rend l'opération particulièrement difficul-
tueuse. Ptérygion interne OD empiétant sur le champ
pupillaire. Opération de l'OD le 1er juin 1901. Extraction à
lambeau supéro-externe. Iridectomie. Le cristallin est har-
ponné et sort avec assez de difficulté. Pas de masses. Bon
résultat. Au départ : pupille type N° 3.

OD : V = 1/10 avec sph. + 9 D ; N° 10 de G. avec + 13 D.

Le malade est revu aux Petites Sœurs des Pauvres le
18 février 1901. La vision s'est notablement améliorée depuis
l'opération.

OD : V = 1/3 avec sph. + 11.

Pas d'As. cornéen. Lit couramment le journal avec + 15
sph. Pupille bien noire.

### OBSERVATION 69

N° 314. — Joséphine M..., soixante-six ans, à Bozel (Savoie).

OG : Cataracte dure. OD : Cataracte au début. Opération.
OG le 8 juin 1901. Le cristallin ne sortant qu'avec une grande
difficulté et ne se mobilisant pas, on pratique l'iridectomie.
L'iris rentre bien. Le lambeau conjonctival a donné un peu
de sang. Au premier pansement, léger hypohéma. La malade avoue s'être fortement grattée sur le pansement. Quelques
masses transparentes au milieu de la pupille.

OG : V = 1/8 avec sph. + 9.

Revue le 14 février 1903.

OG : V = 1/4 avec sph. + 11.

Les quelques masses pupillaires qui subsistaient au départ du malade ont presque complètement disparu. Pupille
type N° 3.

## OBSERVATION 70

Nº 315. — Anne G..., soixante-douze ans, Grande Rue de la Croix-Rousse, 35, Lyon.

OG : Cataracte demi-molle. Opération le 18 juin 1901, sans iridectomie. Pas d'incident. Bon résultat. La malade sort complètement guérie. Il reste en haut de la pupille une masse brunâtre qui en masque le 1/5 supérieur environ. Type Nº 2.

OG : V = 1/12 avec sph. + 9

Lit Nº 15 de de Wecker avec sph. + 15.

Revue le 15 février 1904. La malade se sert avec avantage de l'œil opéré pour travailler. Son métier exige d'ailleurs une parfaite acuité visuelle et l'OD ne lui est d'aucune utilité : début de cataracte de ce côté.

OG : V = 2/3 avec + 10 D.

Lit couramment les plus fins caractères du journal avec + 15. Pas d'As. Pupille type Nº 1, sans masses.

## OBSERVATION 71

Nº 316. — Joseph T..., soixante-huit ans, rue de la Voûte 22.

OG : Cataracte demi-molle complète ; OD : début de cataracte. Opération OG le 25 juin 1901. Extraction simple. Les masses sortent en bouillie claire. Le noyau s'échappe brusquement, projeté par une contraction du malade : pas d'incidents. Bon résultat. Pupille légèrement attirée vers le haut sans pincement de l'iris.

OG : V = 1/12 avec sph. + 11.

En février 1904, la vision s'est considérablement améliorée. Le champ pupillaire est parfaitement débarrassé de toutes masses. La pupille est mobile et régulière. Type Nº 1.

OG : V = 2/3.

Cataracte noire complète de l'OD.

## OBSERVATION 72

N° 319. — Claude M..., soixante-dix ans, rue Dumont-d'Urville, 1, Lyon.

OD : Cataracte régressive. Le 11 juillet, extraction simple. Sortie pénible d'un cristallin avec plaques calcaires, pêché au crochet. Il reste quelques débris. Bon résultat immédiat. Les jours qui suivent le premier pansement, il se produit un eczéma palpébral bilatéral. A la sortie, pupille type N° 2 avec quelques masses centrales en H.

OD : V = 1/7 avec sph. + 9 D.

18 février 1904. — Le malade est mort en 1903. Sa fille raconte qu'il avait une acuité visuelle excellente de l'œil opéré et qu'il lisait couramment le journal avec le même verre.

## OBSERVATION 73

N° 320. — Félix C..., tisseur, soixante-sept ans, rue d'Ivry 33, Lyon.

OD : Cataracte demi-molle, opérable.

OG : Opéré il y a six ans à l'Hôtel-Dieu par M. Rollet.

Le 11 juillet opération de l'OD. Extraction simple sans incidents. Bonnes suites opératoires.

OD : V = 1/5 avec sph. + 11.

OG : V = 1/3 fort avec sph. + 11 ODG = 1/2.

Revu le 20 février 1904.

ODG : V = 1 avec + 11 sph.

Lit le journal avec + 15. Le malade est enchanté de l'opération. Pas d'astigmatisme. Pupille noires et bien rondes, très mobiles. Type N° 1 sans le plus léger filament ni pointillé.

## OBSERVATION 74

N° 321. — Joseph G..., soixante-cinq ans, cultivateur à Tramayes (Saône-et-Loire.

ODG : Cataracte régressive avec plaques calcaires blanchâtres. Opération le 11 juillet 1904. Sortie d'une bouillie claire puis d'un noyau central assez dur (OG). Belle pupille. Excellent résultat. Guérison complète le 19 juillet. Pupille type N° 1. Pas de masses.

OG : V = 1/3 avec sph. + 9 D.

Le 23 octobre 1902, le Dʳ Petit écrit que le malade va bien et qu'il se trouve très satisfait de l'opération.


### OBSERVATION 75

N° 322. — Joseph B..., soixante-treize ans, asile d'Albigny (Rhône).

Cataracte dure ODG. Les deux yeux nécessitent une préparation sévère et un nettoyage complet. L'œil D seul est opéré le 23 juillet 1901. Extraction après iridectomie d'un gros cristallin dur. Bon résultat. Il se produit, les jours suivants, une légère opacité cornéenne entre 9 et 11 heures. Pupille contractée mais nette. Le malade sort avec :

OD : V = 1/12 avec sph. + 10 D.

Il est revu à la Charité le 29 décembre 1903.

OD : V = 1/2 avec + 10 sph.

Se sert de la même paire de lunettes pour la vision rapprochée et lit couramment le journal. Plus d'astigmatisme. Pupille type N° 3.


### OBSERVATION 76

N° 324. — Théophile B..., vingt-trois ans, rue de la Claire, 32, Lyon.

Cataracte traumatique OG. Le malade qui est employé au P.-L.-M. a reçu un éclat d'acier dans l'œil. Plaie cornéenne à peine visible. Opération le 8 août 1901.

Kératotomie à petit lambeau suivie d'iridectomie supérieure. Sortie des masses opacifiées et d'un petit noyau contenant le corps étranger. Très belle pupille.

Excellent résultat. Le malade au départ a :

OG : V = 1/4 avec + 10 sph.

N° 34 de G. avec + 14 D.

Revu le 4 octobre 1905.

OG : V = 2/3 avec + 12 D.

Lit N° 1 Galezowski avec + 16. Pupille type N° 3.

Petite masse paracentrale.


## OBSERVATION 77

N° 325. — Jean R..., soixante-six ans, rue d'Isly, 3, Lyon.

OD : Cataracte demi-molle mûre. OG, cataracte au début.

Le 8 août 1901, extraction simple sans incidents.

Très jolie pupille, bien noire. Suites normales.

Au départ :

OD : V = 1/7 avec sph + 10.

5 de G. avec + 14 D.

Revu le 20 décembre de la même année.

OD : V = 1/3 avec sph. + 12 D.

Lit N° 2 de G. avec + 18.

Pupille nette, ronde et contractile. Type N° 3.


## OBSERVATION 78

N° 331. — Jeanne C..., soixante-douze ans, 43, rue de l'Enfance, Lyon.

Cataracte OD, dure. Opération classique le 24 septembre 1901. Bon lambeau. Pupille reste bien noire. La malade a eu du délire après l'opération et s'est levée de son lit. Après le deuxième pansement, on trouve la pupille obstruée par un dépôt sanguin.

Il reste un peu de rouge, environ la moitié inférieure du champ pupillaire. Au départ, on note :

OD : V = 1/12 avec sph. + 9.

Ne sait pas lire.

Revue le 24 février 1894, aux Petites-Sœurs des Pauvres.
OG : V = mouvement de la main à o m. 3o.
Cataracte secondaire.

## OBSERVATION 79

N° 332. — Marie M..., 70 ans, rue Terme, 25.

OD : Début de cataracte. OG : cataracte mûre, demi-molle. Opération classique le 28 septembre 1901. Expulsion facile du noyau et des masses cristalliniennes.

L'iris revient bien sur lui-même. Belle pupille noire.

Au départ, on note une opacité grisâtre en forme de T sur le champ pupillaire. Pupille légèrement bridée et déformée.

La malade part avec :

OG : V = 1/8 avec sph. + 11 D.

Lit N° 8 de G. avec sph. + 15.

Le 23 mars 1902 :

OG : V = 1/2 avec + 12 sph.

Lit N° 6 de G. avec + 15 D.

Légère ectasie pupillaire en haut et en dedans.

Synéchies postérieures à 2, 6 et 10 heures.

Pas de masses. Le 38 janvier 1903 :

V = 1/2 avec + 12.|

Pupille en gourde. Deux masses périphériques siégeant à la partie antéro-externe et inféro-interne de la pupille.

Lecture courante avec + 15 D.

## OBSERVATION 80

N° 333. — Jeanne T..., soixante-seize ans, rue Nationale, 85, Villefranche (Rhône).

OD : Cataracte dure. La pupille se dilate mal. Opération le 28 septempre 1901. La malade, indocile, remue, fait prendre et sectionner son sphincter irien. Il se produit une véritable iridectomie. Extraction pénible d'un gros cristallin. L'iris rentre mal. A la sortie, pupille triangulaire à sommet supérieur, barrée par deux bandes transversales de tissu opaque.

OD : V = 1/4 avec sph. + 10 D.

Revue le 28 septembre 1903.

OD : V = 1/4 avec + 11.

Pupille bien contractile. Petite masse en bas seulement.

### OBSERVATION 81

N° 336. — Louis B..., cinquante-huit ans, place Colbert, 6, Lyon.

Cataracte demi-molle OD. Opération classique le 8 octobre 1901. Gros noyau à sortie facile. Il reste des masses qui sortent avec beaucoup de peine et la pupille ne peut être parfaitement éclaircie. Guérison complète le 24 octobre suivant. A la sortie, croissant opaque à la partie interne de la pupille. Type N° 2.

OD : V = 1/8 avec + 9 sph.

Lit N° 6 de G. avec + 12 D.

Revu le 18 mars 1902. Pupille bien contractile. Masse périphérique en U à ouverture supérieure.

OD : V = 1/2 faible avec + 10.

Lit 1 de G. avec + 14 D.

### OBSERVATION 82

N° 337. — Antoinette L..., soixante-six ans, Grande Rue de Caluire, 20, Lyon.

OD : Cataracte demi-molle, opérable. Le 14 octobre 1901, extraction sans incident. Iridectomie supérieure. Beau champ pupillaire bien pur.

OD : V = 1/12 avec sph. + 8 D.

Lit N° 6 de G. avec + 13 sph.

Revient le 3 octobre 1903. Elle se plaint d'avoir des vertiges et de l'incertitude dans la marche. On prescrit un verre opaque sur l'œil non opéré et dont l'acuité est inférieure.

OD : V = 1/2 avec + 10 sph.

Lit N° 2 de G. avec + 13 D. La pupille présente le même aspect qu'au départ. Absence complète de masses.

### OBSERVATION 83

N° 340. — Antoinette G..., quarante-six ans, à Urbize.

Cataracte demi-molle, complète ODG. OD : Opération classique le 19 octobre 1901. Le cristallin sort facilement. A noter qu'à la suite d'une instillation d'atropine, la malade a eu un peu de conjonctivite qui a guérie facilement. Bon résultat immédiat. A la sortie, il reste une masse assez volumineuse à la périphérie du champ pupillaire, vers 7 heures.

OD : V = 1/12 avec sph. + 9.

Lit N° 4 de G. avec sph. + 15.

Revue le 24 avril 1902.

OD : V = 1/4 fort avec + 10 D.

Lit N° 1 de G. avec + 14 sph.

La pupille présente à peu près le même aspect. Type N° 2.

### OBSERVATION 84

N° 345. — Pierre G..., cinquante-huit ans, Chazelles-sur-Lyon (Rhône).

Cataracte demi-molle OD, légèrement régressive. Opération classique, sans iridectomie, le 16 novembre 1901. Issue facile du cristallin. Pas d'incident. Instillation d'ésérine. A la sortie, il reste dans la pupille une grosse masse tremblotante et opaque.

OD : V = 1/2 avec sph. + 8 D.

N° 1 de G. avec + 13 D.

Revue le 16 juin 1902.

OD : V = 1 avec + 11.

La masse constatée au départ du malade a dû se résorber

spontanément car la pupille présente un aspect rouge uniforme.

Lit 1 de G. avec + 15 D.


## OBSERVATION 85

N° 346. — André P..., soixante-sept ans, asile d'Albigny
(Rhône).

OD : Cataracte demi-molle, régressive en certains points.
Opération le 16 mars 1901. Pupille mal dilatée. Myopie
antérieure non évaluée. Tremblement de l'iris du côté
opposé. Opération le 16 novembre 1901. Les masses corticales donnent un liquide latescent qui inonde la chambre
antérieure. Issue d'un noyau noirâtre. Bon résultat. Il se
produit, les jours suivants, un peu d'inflammation conjonctivale à la suite d'un coup que le malade s'est donné sur
l'œil opéré. Instillation d'adrénaline.

OD : V = 1/10 avec sph. + 9 D.

En janvier 1902, le malade se représente.

OD : V = 1/6 avec + 7.

On note un point d'opacification secondaire vers 8 heures.


## OBSERVATION 86

N° 348. — Jules M..., soixante-cinq ans, à Aryon (Isère).

Cataracte bilatérale plus avancée à droite, demi-molle.
Opération le 23 novembre 1901. Instillation d'adrénaline
avant l'opération nécessitée par l'injection de la conjonctive.
Extraction facile du cristallin sans iridectomie. Bon résultat
immédiat. Le malade quitte le service le 4 décembre 1901.

OD : V = 1/20 avec + 9 D.

Pupille normale, sans masses, type N° 1. Un peu de sang
dans la chambre antérieure. La vue du malade s'éclaircit de
jour en jour.

Le 11 décembre 1903.

OD : V = 2/3 avec sph. + 10.

E. GAGNIEUX.

7

Lit N° 1 de G. avec sph. + 15.

Pupille bien noire, très pure et mobile. Pas d'astigmatisme au Schiœtz et Javal.

## OBSERVATION 87

N° 352. - Claude D..., soixante-neuf ans, à Saint-André-d'Apchon (Loire).

Cataracte OG, dure, ayant débuté il y a un an environ.

Opération le 16 janvier 1902. Extraction d'un gros cristallin dur. Excellent résultat immédiat. A la sortie, il reste une grosse masse obstruant la moitié supérieure du champ pupillaire.

OG : V = 1/14 avec + 11 sph.

Lit N° 8 de G. avec + 14.

Le malade revient le 23 février 1903 pour se faire opérer de l'œil droit. A cette époque, on note :

OG : V = 1/7 avec :

Sph. + 11 D ; Cylind. + 2 axe horizontal.

Lit N° 2 de G. avec :

+ 15 sph. ; + 2 cyl. axe 0° — 180°.

Pup. type N° 1.

## OBSERVATION 88

N° 354. — Jean F..., cinquante-six ans, Saint-André-d'Apchon (Loire).

Le malade fait remonter le début de la cataracte de l'OD à un traumatisme datant d'un an. Il est permis de douter du caractère traumatique de cette cataracte, car l'OG commence à être pris à son tour. Opération classique le 14 janvier 1902.

Pas d'incident. Suites normales. Au départ du malade, on note :

OD : V = 1/4 avec sph. + 10 D.

Lit N° 4 de G. avec + 14.

Pupille rouge, avec un léger pointillé noir. Type N° 1.

Le 27 février 1903, la vision n'a pas changé.

OD : **V** = 1/4 avec + 10 sph.

Lit le N° 3 de Galezowski.

Pupille type N° 1.


### OBSERVATION 89

N° 356. — Laurent Q..., vingt-cinq ans, Lyon.

Cataracte congénitale tardive OG avec une plaque blanchâtre sur la face antérieure de la capsule. Opération le 28 janvier 1902. Extraction du cristallin dans sa capsule sans issue de vitré. Pupille bien ronde.

OG : **V** = 1/16 avec sph. + 12.

Épèle le N° 5 de G. avec + 16.

En mai 1902, le malade revient pour un décollement de la rétine de l'œil droit, côté temporal.

OG : **V** = 2/3 avec + 12.

Revu le 2 juin 1902.

OG : **V** = 1 avec 13 D.

Lit le N° 1 de G. avec + 16 D.

Pup. N° 1.


### OBSERVATION 90

N° 358. — Félix G..., soixante-trois ans, cultivateur à Fleurieu-sur-l'Arbresle (Rhône).

OG : Cataracte demi-molle. Opération sans incident le 14 octobre 1903. Procédé habituel sans iridectomie. Bon résultat. A la sortie :

OD : **V** = 1/4 avec sph. + 10.

Distingue les lettres du 5 de G. avec + 14 D.

Pupille elliptique à grand axe vertical ; myosis prononcé.

Masses grisâtres à la partie supérieure. Type N° 5.

As. : 8 dioptries. M. 110. Non corrigeable par les verres.

Trois mois après :

OD : V = 1/3 avec :
Sph. + 11 ; Cyl. + 2 axe horiz.
Lit N° 2 de G. avec :
Sph. + 14 D ; Cyl. + 2 axe vertical.
L'état de la pupille est toujours le même As = 2 D.
Méridien 110°.


## OBSERVATION 91

N° 360. — Joseph V..., cinquante-neuf ans, épicier à Dizimieu (Isère).

Cataracte OD demi-molle. Opération classique le 18 février 1902. Pas d'incident opératoire. Bon résultat. Au départ du malade, la pupille est obstruée par des masses abondantes avec un petit trou central sténopéique.

OD : V = 1/2 avec + 11 D.

Ne lit aucun caractère de G.

Le malade nous écrit le 21 février 1904 que l'œil opéré n'a pu regagner une bonne vision. L'acuité n'a pas faibli, mais il ne peut utiliser son œil pour la lecture.


## OBSERVATION 92

N° 361. — Jean-B. Y..., soixante-dix ans, les Halles (Isère).

Cataracte OG, demi-molle. Opération le 25 février 1902. Il existe une synéchie postérieure vers 7 heures. Cette adhérence se rompt heureusement et l'opération se termine sans incident. Très bon résultat.

OD : V = 1 avec sph. + 12 D.

Pupille rayée par deux bandelettes transversales formées de débris cristalliniens de couleur grisâtre.

Au 21 février 1904, le malade donne de ses nouvelles, sur notre demande. L'acuité n'a point faibli depuis l'opération.

## OBSERVATION 93

N° 264. — Marie B..., cinquante-huit, asile d'Albigny (Rhône).

Cataracte dure OD ; début il y a environ quatre ans. V = q. OG : Commencement d'opacification centrale du cristallin. Opération de l'OD, le 8 janvier 1901. Extraction combinée, sans incident, suivie d'un excellent résultat. A la sortie, la pupille présente une masse longue et mince barrant verticalement le champ pupillaire. Pupille type N° 3.

OD : V = 1/4 avec sph. + 10.

Revu le 25 février 1904.

V = 1/2 avec sph. + 12.

Quelques masses périphériques opaques dans la pupille. Légère ectasie pupillaire vers le haut. Type N° 3 ectasié.

## OBSERVATION 94

N° 366. — Antoinette S..., soixante-deux ans, Lyon-Croix-Rousse.

Cataracte demi-molle OD. Opération le 18 mars 1902, sans incidents. Pas d'iridectomie. Pupille bien noire, régulière. A la sortie, bel aspect de l'œil.

OD : V = 1/4 avec sph. + 10 D.

Lit N° 5 de G. avec + 13.

La malade a été revue le 17 février 1904. La pupille représente le style N° 1. Elle est noire et mobile. Pas de masses corticales opacifiés.

OD : V = 2/3 avec + 10.

Lecture avec + 15 sph.

Pupille type N° 1.

## OBSERVATION 95

N° 371. — Louise B..., soixante-six ans, le Péage-du-Roussillon (Drôme).

Cataracte dure OG datant de quinze ans environ. Opération classique le 12 avril 1902. Pas d'incidents opératoires. Suites normales. La malade sort guérie, le 23 avril suivant, avec :

OG : V = 1/5 avec + 10 sph.

Lit N° 5 de G. avec + 14 D.

On observe de l'iridodonésis du côté opéré. Grosse masse centrale opacifiée affectant la forme d'un croissant dans le champ pupillaire.

La malade revient à l'hôpital le 20 octobre 1903. Elle a été renversée par un bicycliste et se présente avec une kératite à hypopion de l'œil opéré. Elle raconte que jusqu'à l'époque de l'accident elle y voyait très bien et lisait couramment le journal de l'OG.

### OBSERVATION 96

N° 373. — Louis J..., soixante-douze ans, à Vaunas (Ain).

Cataracte OG demi-molle. Le 14 avril 1902 on pratique l'extraction du cristallin opacifié. Il existe une adhérence capsulaire nécessitant l'iridectomie. Issue du noyau avec plaque calcaire sur la face antérieure. Pas d'autres incidents. Suites normales. A la sortie on note :

OG : V = 1/18 avec + 10 sph.

Ne peut lire le N° 12 de G. avec des verres.

Revu le 16 octobre 1902.

OG : V = 1/2 avec sph. + 10.

Lit N° 1 de G. avec + 14 D.

Pupille bien dégagée mais présentant, comme au départ, une masse opaque à sa partie inférieure.

### OBSERVATION 97

N° 377. — Jean-Antoine G..., soixante-douze ans, Grézieu-la-Varenne (Rhône).

OG : Cataracte demi-molle. Opération classique, le

2 mai 1902, par kératokystitomie. Pas d'incidents. Il se produit les jours suivants un enclavement léger de l'iris. Iridodonésis. Un peu d'hypérémie conjonctivale de nature inflammatoire. A la sortie :

OG : V = 1/20 avec + 9.

Lit N° 12 de G. avec + 13 sph.

Grosse masse semi-lunaire à la partie inférieure de la pupille. Petit pincement de l'iris en haut au niveau du limbe.

Revu le 20 août 1903.

OG : V = 1/4 avec + 9 D.

Lit N° de G. avec + 13 sph.

Le champ pupillaire s'est notablement éclairci. La pupille est un peu ectasiée vers la partie supérieure. Type N° 3.

### OBSERVATION 98

N° 382. — Louise M..., cinquante-quatre ans, Saint-Julien-en-Jarret (Loire).

Cataracte OD demi-molle. Opération sans incident le 21 mai 1902. Bon résultat immédiat. La malade quitte l'hôpital le 31 mai avec :

OD : V = 1/12 avec sph. + 10 D.

Lit N° 6 de G. avec + 14.

Pupille complètement opaque dans le segment inférieur.

Revue le 23 juillet 1903.

OD : V = 1/3 avec + 12.

Lit N° 1 de G. avec + 16. Pupille arrondie, régulière, avec une petite masse secondaire à 7 heures.

### OBSERVATION 99

N° 378. — Clotilde C..., cinquante et un ans, Saint-Hilaire (Loire).

OG : Cataracte dure. OD : Ancienne cataracte opérée a l'Hôtel-Dieu : V = q. Opération le 2 mai 1901. Kérato-kystitomie. Issue facile du cristallin. Il reste des masses dans le champ pupillaire. Guérison le 11 mai suivant. On note :

OG : V = 1/3 avec + 10 D.

Lit N° 1 de G. avec sph. +14.

Revue le 3 janvier 1904.

OG : V = 1/2 avec sph. + 11

Lit 1 de G. avec + 15 D.

Pupille ronde, mais légèrement encombrée à la partie supérieure. Pas d'As.

## OBSERVATION 100

N° 387. — Barthélemy F..., soixante-cinq ans, Saint-Ferréol-des-Côtes (Puy-de-Dôme).

Cataracte demi-molle OD. Opération par extraction simple, le 2 juin 1903. Pas d'incidents ni de complications post-opératoires. A la sortie du malade : pupille type N° 2 avec masse inférieure.

OD : V = 1/25 avec + 16 sph.

Ne lit pas N° 12 de G.

Revu le 31 octobre de la même année.

OD : V = 1/2 avec + 10 D.

Lit N° 1 de G. avec + 14 sph.

Pupille rouge, mobile et ronde.

## OBSERVATION 101

N° 389. — Marie N..., soixante-deux ans, Saint-Pierre-de-Chandieu (Loire).

Cataracte OD demi-molle. Opération classique avec iridectomie, sans incidents, le 9 juin 1902. Le pansement est renouvelé au troisième jour, la malade ne pouvant supporter l'occlusion des deux yeux. Excellent résultat immédiat. Pincement de l'iris dans la plaie cornéenne, en haut. Galvano-cautérisation. Tout rentre dans l'ordre ; au départ :

OD : V = 1/2 avec + 9 D.

Lit N° 2 de G. avec sph. + 13.

Beau champ pupillaire. Type N° 3. Fond largement éclairé.

3 août 1903. — OD : V = 2/3 avec + 10 sph. Distingue les caractères du N° 1 de G. avec + 13. Pas d'As. Pupille large et noire. Pas de masses.

## OBSERVATION 102

N° 390. — Lazare C..., soixante-neuf ans, rue Sébastien-Gryphe, 29, Lyon.

Ancien opéré de l'OG (obs. N° 200 du registre). Cataracte dure OD. Extraction combinée le 9 juin 1902. Malgré l'indocilité du malade, qui a provoqué la chute du pansement, bon résultat. Pupille type N° 3.

OD : V = 1/6 faible avec + 12 D.

Lit N° 7 de G. avec + 16.

Revu le 23 janvier 1904.

OD : V = 1/2 fort avec + 13 sph.

Lit N° 1 de G. avec + 16 D.

Même état de la pupille ; plus de filaments opaques.

## OBSERVATION 103

N° 391. — Marie R..., cinquante-huit ans, Saint-Laurent-du-Pont-Isère.

Cataracte OG demi-molle. Extraction avec iridectomie, le 13 juin 1902. Pas d'incidents pendant l'opération. Il se produit un pincement de l'iris traité par la cautérisation superficielle ; grosses masses encombrant la pupille. On instille régulièrement de l'atropine et le champ pupillaire s'éclaircit.

OG : V = 1/30 avec 10 D.

Ne lit aucun caractère de G.

A la sortie de la malade, l'enclavement persiste toujours. La moitié du champ pupillaire est occupée par des masses.

Revue en décembre 1902.

OG : V = 1/12 avec sph. + 10.

Lit N° 5 de G. avec $+$ 14 D.

Pupille verticale, ectasiée vers le haut. L'enclavement persiste, mais les masses ont diminué.

## Observation 104

N° 392. — Anna V..., quatre-vingts ans, Grand'Fontaine.

Cataracte OG demi-molle. Issue facile d'un cristallin de consistance molle. Opération classique sans incidents, 13 juin 1902.

Au deuxième pansement, on constate un peu d'iritis. La malade quitte le service avec :

OG : V $=$ 1/30 avec $+$ 9 sph.

L'iris commence à reprendre sa couleur normale.

Une grosse masse en U à branches verticales dans le champ pupillaire. Type N° 5.

La malade revient le 21 août de la même année.

Pas de trace d'iritis. Cornée normale ; pupille bien noire. Type N° 1.

OG : V $=$ 1/12 avec $+$ 12.

Lit N° de G avec $+$ 14 D.

## Observation 105

N° 394. — Henri C..., soixante-six ans, le Cheylard (Ardèche).

Cataracte OD demi-molle. Par suite de la présence d'un leucome cornéen central, on pratique l'extraction avec iri-dectomie supérieure. Bon résultat. Pas d'incident.

Les jours suivants, on observe un peu de conjonctivite due à ce que le malade s'était débarrassé de son pansement.

La rougeur conjonctivale s'atténue et disparaît. Le malade part avec un peu d'œdème des paupières.

Grosse opacité pupillaire au niveau de la brèche irienne.

OD : V $=$ 1/20 avec sph. $+$ 9 D.

Lit N° 5 de G. avec $+$ 13 sph.

Revue le 9 septembre 1902.

OD : V = 1/10 avec sph. + 9 D.

Lit N° 3 de G, avec + 13.

## OBSERVATION 106

N° 395. — Antoine D..., soixante et onze ans, à Propières
(Rhône).

Cataracte OG, demi-molle. Opération classique le 6 juin 1902.
Le malade se montre indocile. Pas d'incidents. Suites normales. Pupille type N° 2.

A la sortie, on note :

OG : V = 1/20 avec sph. + 9 D.

Ne lit aucun caractère de G.

11 février 1904.

OG : V = 1/3 avec les mêmes verres

Lit N° 2 de G. avec + 14 sph.

As : ID. MV. Pupille arrondie et rouge, sans masses
secondaires. Type N° 1.

## OBSERVATION 107

N° 396. — François G..., soixante-dix ans, Saint-Bonnet-
des-Quarts (Loire).

Cataracte dure OG; opérée le 27 juin 1902, sans incidents,
par extraction sans iridectomie. Bon résultat immédiat.

Suites normales. Le malade demande à partir le 5 juillet
suivant. L'œil est en très bon état.

OG : V = 1/14 avec + 9 D.

Lit N° 11 de G. avec sph. + 13.

Pupille offrant quelques filaments verticaux filiformes.
Type N° 2.

Revu le 16 août 1903.

OG : V = 2/3 avec sph. + 10 D.

Lit 1 de G. avec + 14.

Pupille bien noire, sans masses. Type N° 0.

Pas d'As. cornéen.

## OBSERVATION 108

N° 398. — Régis S..., quarante-sept ans, cultivateur à Saint-Agrève.

Cataracte demi-molle OG. Le 18 juillet 1902, opération. Extraction simple sans incidents. Le pansement est renouvelé deux jours après, le malade se plaignant de souffrir de l'œil opéré. Délire post-opératoire.

Les jours suivants la situation s'améliore. Au départ :

OG : V = 1/8 avec sph. + 10 D.

Lit N° 7 de G. avec + 14 D.

On n'aperçoit le fond qu'à travers un petit trou sténopéique pupillaire. Le reste du champ est occupé par une plaque opaque.

Revu le 11 mai 1903.

OG : V = 1/4 avec sph. + 11.

Lit 1 de G. avec + 15 D.

La pupille est un peu moins encombrée. En particulier l'orifice sténopéique central s'est un peu agrandi.

## OBSERVATION 109

N° 400. — Marie-Rosalie C..., soixante-quinze ans, Montseveroux (Isère).

Cataracte demi-molle OG. Opération le 13 août 1902. Extraction avec iridectomie. Pas d'incidents opératoires. La pupille est complètement obstruée par des masses secondaires. Vision très inférieure. La malade va faire une cure d'atropine chez elle.

Revue le 28 octobre de la même année.

OG : V = 1/10 avec sph. + 9 D.

Ne sait pas lire.

La pupille est presque totalement dégagée. Croissant inférieur opaque.

### Observation 110

N° 404. — Jean-Marie C..., soixante ans, Annonay (Ardèche).

Cataracte dure OG. Opération sans incidents le 19 septembre 1902. Extraction simple. Bon résultat. Exeat le 8 octobre suivant.

OG : V = 1/8 avec + 10 D.

Lit N° 6 de G. avec + 14 D.

Pupille type N° 2.

Le malade revient le 5 mai 1903.

OG : V = 1/3 avec sph. + 10 D.

Lit 1 de G. avec + 14.

Pupille mobile, très régulière. Type N° 1.

### Observation 111

N° 405. — Hélène C..., soixante-quatre ans, rue Claude-Joseph-Bonnet, Lyon.

Cataracte dure OD. Opération classique, sans incidents, le 29 août 1902. Bon résultat. Léger enclavement de l'iris en haut et en dehors. Thermocautérisation suivie d'une amélioration manifeste. La malade quitte l'Hôtel-Dieu le 23 septembre.

OD : V = 1/12 avec + 9 sph.

Lit N° 8 de G. avec + 13 D.

L'enclavement persiste. La pupille ne paraît pas déformée. Elle est traversée obliquement par une masse rectangulaire mince, de 1 heure à 7 heures.

La malade est revue le 11 août 1903.

OD : V = 1/6 avec + 10 D.

On n'a pas noté l'état de la pupille à cette date. Acuité de près non calculée. Nous revoyons la malade chez elle le 26 février 1904. Elle a eu un ptosis OD guéri par des pointes de feu palpébrales.

La vision reste excellente avec les verres.

## OBSERVATION 112

N° 409. — Louise P..., cinquante et un ans, Blidah (Algérie).

Cataracte sénile OG. La pupille se dilate mal. Opération le 6 octobre 1902. Iridectomie. Pour éviter le prolapsus de l'iris, on harponne le cristallin par sa face postérieure. Pas de vitré. Les jours suivants un peu d'injection périkératique. Quelques douleurs oculaires. A la sortie, tout est rentré dans l'ordre. Cornée bien transparente. Bon résultat. On aperçoit quatre petites masses à la partie inférieure de la pupille. Type N° 3.

OG : V = 1/20 avec + 10 D.

Lit N° 12 de G. avec + 14 sph.

8 novembre 1903 :

OG : V = 1/10 avec sph. + 12.

1/3 avec sph. + 10 ; Cylind. + 3 D. 50 avec 0° — 180.

Lit N° 2 de G. avec :

Sph. + 14 D. ; Cylind. + 3 D. 50 axe horizontal.

Même aspect de la pupille.

## OBSERVATION 113

N° 412. — Louis M..., cinquante-deux ans, typographe, rue Paul-Bert, 28, Lyon.

Cataracte demi-molle OD. Extraction du cristallin sans iridectomie le 6 octobre 1902. Bon résultat. Suites normales. A la sortie, la pupille est en myosis accentué. Petite masse en Y dans le champ pupillaire.

OD : V = 1/10 avec sph. + 10 D.

Lit N° 4 de G. avec + 14.

Revu le 17 décembre 1903.

OD : V = 1 avec sph. + 11.

Lit N° 1 de G. avec + 14 D.

Pupille petite, mais bien ronde. Champ pupillaire très noir.

### Observation 114

N° 413. — Mathilde L..., cinquante-quatre ans, Blacé-les-Mâcon (Saône-et-Loire).

Cataracte OG, demi-molle. Extraction simple le 13 octobre 1902. Pas d'incidents opératoires. Bon résultat. Huit jours après l'opération, on note :

OG : V = 1/16 avec + sph. 10 D.

Lit N° 14 de G. avec + 14.

Quelques masses s'avancent vers le centre du champ pupillaire. Type N° 2.

Revient le 12 décembre 1902.

OG : V = 1/10 avec + 13.

La pupille est très nette et ne présente plus de masses. Type N° 1.

### Observation 115

N° 416. — Marguerite P..., cinquante-huit ans, rue de la Charité, 20, Lyon.

Cataracte OD, demi-molle. Le 10 octobre 1902, opération classique sans incidents. Instillation d'éserime. Bon résultat. A la sortie :

OD : V = 1/50 environ avec + 9.

Lit N° 12 de G. avec + 13.

Tout le champ pupillaire, sauf le 1/5 inférieur, est occupé par des masses non transparentes. Les jours suivants, la vision s'améliore considérablement.

Revue le 19 décembre 1903.

OD : V = 1/2 avec sph. + 15 D.

Lit N° 1 de G. avec + 18 D.

Pupille type N° 1.

### Observation 116

N° 417. — Guillaume M..., soixante-six ans, Gleizé (Rhône).

Cataracte demi-molle OD. Le 10 octobre, opération classique sans incidents. Suites normales. Le malade sort définitivement guéri le 29 suivant :

OD : V = 1/10 avec + 9 D.

Lit N° 5 de G. avec sph. + 13.

Grosse masse occupant la moitié de la pupille.

Revu trois mois après :

OD : V = 1/7 avec sph. + 10.

Pupille contractile, ronde. Disparition presque complète des masses secondaires.

### Observation 117

N° 418. — Auguste C..., soixante-douze ans, Chazay-d'Azergues.

OG : Cataracte demi-molle. Le 10 octobre 1902, opération classique sans incidents. Bon résultat.

Suites normales. A la sortie :

OG : V = 1/30 avec + 9 D.

Lit N° 12 de G. avec + 13 D.

Revu le 17 août 1903.

OG : V = 1 avec sph. + 15.

Pas d'astigmatisme. Petit pointillé sur le champ pupillaire ne gênant aucunement la vision. Type N° 1.

### Observation 118

N° 421. — Marie R..., cinquante-huit ans, Saint-Laurent-du-Pont (Isère).

Cataracte dure OG. Extraction simple le 22 octobre 1902. Pas d'incidents. Issue facile du cristallin. Bon résultat immédiat. Au huitième jour :

OG : V = 1/14 avec sph. + 9.

Lit le N° 8 de G. avec + 13 D.

Quelques masses dans la pupille. Type N° 2.

On revoit la malade le 8 décembre de la même année.

L'acuité n'a guère varié. Il est vrai que l'opération ne date que de trois mois à peine. Même aspect de la pupille avec moins de masses

## OBSERVATION 119

N° 426. — Célestin P..., soixante-trois ans, Anneyron (Drôme).

Cataracte dure OD, opérée le 29 octobre 1902. Extraction combinée nécessitée par l'adhérence de l'iris au cristallin. Bon résultat. Le malade part le 11 novembre 1902.

OD : V = 1/14 avec + 10 D.

Lit le N° 8 de G. avec + 14 D.

Il reste des masses dans la pupille.

Le malade revient trois mois après.

OD : V = 1/7 avec sph. + 10.

Lit N° 4 de G. avec sph. + 14.

Pupille ectasiée en haut. Les masses ont presque entièrement disparu. Type N° 2.

## OBSERVATION 120

N° 433. — Sophie M..., cinquante-sept ans, Saint-Étienne de Lardegrol (Haute-Loire).

OD : Cataracte demi-molle. Opération classique, sans incidents, le 21 novembre 1902. La chambre antérieure ne se reforme que très difficilement les jours suivants. Bandeau compressif. Tout marche à souhait. Au départ :

OD : V = 1/17 avec sph. + 10 D.

Il reste d'abondantes masses dans la moitié supérieure de la pupille.

Revue le 15 mai 1903.

OD : V = 1/7 avec sph. + 10 D.

Lit N° 6 de G. avec + 14 sph.

La pupille est bien ronde, contractile. On n'aperçoit plus de masses. Type N° 1.

## OBSERVATION 121

N° 435. — Jean A..., soixante-deux ans, rue de Nuits, 7 et 9, Lyon.

OD : Cataracte demi-molle. OG : Cataracte opérée par l'oculiste américain : V = o.

Opération de l'OD le 26 novembre 1902. Procédé habituel. Le cristallin vient en entier. Pas d'iridectomie. Pupille bien nette. A la sortie :

OD : V = 1/10 avec sph. + 9.

Lit facilement le 8 de G. avec + 13.

Revu le 27 janvier 1903.

OD : V = 1/3 avec sph. + 9.

Lit N° 3 de G. avec + 13 sph.

Pupille du type N° 1.

## OBSERVATION 122

N° 437. — Marie P..., quarante-deux ans, 155, boulevard de la Croix-Rousse, Lyon.

OD : Cataracte congénitale capsulaire. Opération le 1er décembre 1902. La cristalloïde antérieure offre une consistance scléreuse. Les masses sortent bien, mais la cristalloïde reste tendue sur le champ pupillaire comme un léger brouillard. Pas d'iridectomie. Au départ, la vision est très inférieure.

OD : V = 1/40 avec sph. + 9.

La malade part sans verres.

Nous revoyons la malade, le 21 février 1904, et nous constatons une cataracte secondaire avec participation de l'iris par opacification de la capsule antérieure. V = q. Fond d'œil inéclairable.

## OBSERVATION 123

N° 444. — Jean-Pierre T..., cinquante-cinq ans, Frontonas (Isère).

Cataracte demi-molle OG, ayant débuté il y a trois ans. Opération le 16 décembre 1902. Kératokystitomie. Bon résultat immédiat. A la sortie :

OG : V = 1/6 avec sph. + 9 D.

Lit Nº 6 de G. avec sph. + 16.

Revu le 2 mars 1903 :

OG : V = 1/3 avec

Sph. + 10 ; cyl. + 1 axe vertical.

Lit Nº 3 de de W. avec :

Sph. + 14 ; cyl. + 1 axe vertical.

Pupille arrondie, bien rouge. Pas de masses. Type Nº 1.


### OBSERVATION 124

Nº 445. — Claude S..., soixante-douze ans, rue des Mouches 8, Lyon.

Cataracte dure, sénile, OG. Opération le 15 décembre 1902. Kératokystitomie. Le cristallin sort bien, mais il reste des masses.

OG : V = 1/20 avec + 9.

Revient huit semaines après, avec :

OG : V = 1/7 avec sph. + 9 ; cyl. + 2, axe vertical.

Lit Nº 5 de G. avec sph. + 13 ; cyl. + 2, axe vertical.

Petit pointillé brunâtre sur le fond rouge. Pupille régulière. Type Nº 1.


### OBSERVATION 125

Nº 447. — Antoine D..., trente ans, Serrières (Saône-et-Loire).

Cataracte traumatique OD. Opération classique le 24 décembre 1902. Iridectomie traumatique pendant l'extraction. Suites excellentes. Le résultat immédiat est bon. Exéat.

OD : V = 1 avec + 12 sph.

Voit le 2 de G. avec + 15 D.

Revu le 24 mai 1903.

V = 1 avec les mêmes verres.

Lit N° 1 de G. avec + 15 sph.

Pas d'astigmatisme cornéen. Pupille bien noire. Type N° 3.


### OBSERVATION 126

N° 448. — Gaspard B..., cinquante et un ans, Oullins.

Cataracte demi-molle OG. Le malade est verrier et travaille constamment devant le four. Opération le 15 janvier 1903. Procédé habituel sans iridectomie. Le cristallin est entièrement liquide à la périphérie et renferme un noyau dur au centre. Il se produit, les jours suivants, un léger flot cornéen. A la sortie, belle pupille. Type N° 2.

OG : V = 1/12 avec sph. + 9 ; N° 8 de G. avec + 14 D.

Revu le 4 février 1904.

OG : V = 1/2 avec sph. + 10.

Lit N° 1 de G. avec + 15 D.

La pupille est bien noire, contractile. Type n° 1, 2 D. 50 d'As. non corrigeable (M. 165°)


### OBSERVATION 127

N° 450. — Jean V..., trente-trois ans, Saint-Chamond (Loire).

Cataracte traumatique OG. Il y a deux ans, introduction, dans l'œil, d'un éclat d'acier. Actuellement : V = O. Pupille dilatée. Le 19 janvier 1903, extraction du cristallin renfermant le corps étranger. Jolie pupille. Il se produit les jours suivants un léger flou de la cornée. Un peu d'irritation conjonctivale.

Le 4 février :

OG : V = 1/60 avec sph. + 9 D.

Le mois suivant V = 1/5 avec + 11. Lit N° 4 de G. avec sph. + 15.

Revu le 6 juin 1903 :

OG : V = 1/3 avec sph. + 11.

Lit N° 1 de G. avec + 15 D.

Belle pupille. La cristalloïde postérieure dessine, sur le fond rouge, une trame légère en mosaïque, mais permettant facilement l'accès de la lumière. Type N° 2.


## OBSERVATION 128

N° 451. — Antoine J..., Grande-Rue de la Guillotière, 183.

Cataracte sénile OG, demi-molle. Baisse de la vision depuis un an environ. Depuis trois mois, vision qualitative. Opération le 21 janvier 1903. Pas d'incidents opératoires. Résultat immédiat bon. Au départ :

OG : V = 1/6 avec sph. + 9.

Ne sait pas lire.

Pupille type N° 2 avec des masses périphériques mais rien au centre.

Revu le 24 février 1904.

OG : V = 1/10 avec les mêmes verres.

Même aspect de la pupille avec une légère opacification de la capsule postérieure.


## OBSERVATION 129

N° 453. — Louise R..., soixante ans, Neuville (Rhône).

OG : Cataracte sénile, demi-molle. Début il y a deux ans. Perte complète de la vision depuis six mois. Opération le 23 janvier 1903. Procédé habituel. Excellent résultat. A la sortie, pupille rouge avec deux masses latérales formées par les débris de la capsule antérieure recroquevillés.

OG : V = 1/5 avec sph. + 10 D.

Lit N° 5 de G. avec + 14 D.

Le 11 décembre 1903, la malade revient avec une grande amélioration de l'acuité visuelle.

OG : V = 1/2 avec sph. + 11.

Lit N° 2 de G. avec + 15.

Astigmatisme : V = 1 D, axe vertical. Belle pupille, bien noire, contractile. Type N° 1.


## OBSERVATION 130

N° 454. — Jean-Marie G..., soixante ans, à Craponne (Rhône).

Cataracte demi-molle OD, complète depuis deux ans.

Début de cataracte OG. Opéré le 2 février 1903. Extraction simple en deux temps. Le cristallin sort difficilement. Extraction pénible de masses cristalliniennes qui s'enchâssent derrière l'iris. Les jours suivants, il se produit une petite infiltration cornéenne localisée au niveau de la plaie opératoire. Cette opacité régresse rapidement. Exeat.

OD : V = 1/25 avec sph. + 9.

L'astigmatisme est énorme. Pupille du type N° 2.

Le malade vient nous voir le 26 février 1904. Il a actuellement :

OD : V = 2/3 à 5 m.

Amélioration surprenante de l'acuité visuelle. Cataracte mûre de l'OG. Lit couramment le journal avec les mêmes verres qu'il éloigne un peu. Pupille ronde, mobile, bien rouge et parfaitement nette.

As. = OD. 75, axe vertical.


## OBSERVATION 131

N° 131. — Jules-Joseph B..., soixante-cinq ans, épicier, à Vouzy (Loire).

OD : Cataracte demi-molle. Début il y a deux ans. Depuis trois mois le malade n'y voit pas de l'OD. Opération classique, le 16 février 1903. Pas d'iridectomie. Bon résultat. A la sortie, la pupille présente sur son bord interne un débris capsulaire opaque.

OD : V = 1/4 avec sph. + 10.

Lit N° 7 de G. avec sph. + 14 D.

Le malade nous écrit à la date du 24 février 1904.

Sa vue n'a pas baissé, mais il ne peut plus porter ses lunettes qui lui donnent du vertige. D'ailleurs il y voit parfaitement pour se conduire sans verres, de l'œil opéré. Il doit revenir, sur notre demande, pour changer ses lunettes.

### OBSERVATION 132

N° 456. — Jean-B. F...., soixante-dix-neuf ans, à Givors.

Cataracte dure, OG, ayant débuté il y a cinq ans. N'y voit plus depuis deux ans. L'œil droit commence à être atteint et le malade y voit à peine pour se conduire.

Opération classique, le 16 février 1903. Bon résultat. Le malade part avec :

OG : V = 1/20 avec + 10 sph.

Pupille encombrée. Type N° 2 avec des masses plus épaisses.

Revient le 29 mai 1903.

OG : V = 1/5 avec sph. + 11.

### OBSERVATION 133

N° 461. — Jean C..., soixante-six ans, Renaisson (Loire).

Cataracte secondaire OG. Occlusion complète de la pupille par des masses. Synéchies postérieures. Opération le 18 février 1902. Large iridectomie faite en deux fois. Extraction de la plaque capsulaire. Beau résultat.

Au départ :

OG : V = 1/4 avec sph. + 9.

Pupille type N° 3. Ectasie vers le haut.

Le 24 février 1904, le malade écrit que sa vue est toujours douce et qu'elle n'a point diminué.

## OBSERVATION 134

N° 467. — Christine U..., soixante-six ans, rue Richon, 22,
Lyon.

Cataracte dure OD. Début il y a trois ans. Iritis rhumatismale ancienne. Opération le 9 mars 1903. Cristallin adhérent nécessitant l'iridectomie qui est pratiquée en haut et en
dehors. Il se produit un vaste leucome supérieur qui ne permet pas à la malade de compter les doigts à 1 m. 50 avec $+ 9$.
L'infiltration subit une répression continue.

Le 1er avril on note :

OD : V = 1/20 avec sph. $+ 10$ D.

Trouble de la cornée empiétant sur la partie supérieure
du champ pupillaire. Pupille bien rouge, débarrassée de toutes masses.

Revue le 26 septembre 1903.

OD : V = 1/3 avec sph. $+ 10$ D.

Lit N° 1 de G. avec sph. $+ 15$ D. Pupille type N° 3.

## OBSERVATION 135

N° 476. — Edouard B..., trente-neuf ans, quai de l'Est, 1,
Lyon.

Cataracte OD demi-molle, congénitale tardive.

Le malade dit avoir toujours eu un certain trouble de la
vision de cet œil. Ni sucre, ni albumine. Pas de traumatisme
antérieur. Extraction simple à lambeau conjonctival, le
29 avril 1903. Bon résultat.

OD : V = 1/25 avec sph. $+ 10$ D.

Ne peut lire.

Le 28 juillet 1903 :

OD : V = 2/3 avec sph. $+ 9$ D.

Lit N° 1 de G. avec $+ 12$.

Belle pupille arrondie et très noire.

Pas de masses secondaires.

### OBSERVATION 136

N° 477. — Louis R..., cinquante-deux ans, Salaise (Isère).

Cataracte demi-molle OD, à évolution rapide.

Pas d'antécédents pathologiques.

Opération le 24 avril 1903.

Extraction simple sans incidents, le 24 avril 1903.

Sortie facile du noyau. Expression des massss qui restent par le massage à travers la paupière inférieure.

Excellent résultat.

OD : V = 1/10 avec sph. + 9 D.

Ne sait pas lire.

Revu trois mois après.

OD : = 1 avec sph. + 11.

Belle pupille ave une étoile filamenteuse centrale très ténue. Type N° 1.

### OBSERVATION 137

N° 479. — Édouard L..., soixante-sept ans, Rive-de-Gier.

OG : Cataracte demi-molle. Début il y a un an et demi.

Pas de diathèse. Pas de traumatisme. Début de cataracte OD. Opération sans incidents, le 29 avril 1903.

Un peu d'uvée sort. Bon résultat.

OG : V = 1/10 avec sph. + 9.

Quelques masses secondaires dans la pupille. Type N° 2.

Revu le 19 janvier 1901.

OG : V = 2/3 avec sph. + 11.

Lit N° 2 de G avec + 14.

Pas d'astigmatisme. Pupille bien noire et régulière.

Aucune masse.

### OBSERVATION 138

N° 482. — Louis C.., soixante-neuf ans, rue Saint-Marcel, 33, Vienne.

OG : Cataracte dure ayant débuté il y a trois ans. Pas d'affections oculaires antérieures. Opération le 29 avril.

Extraction simple sans iridectomie. Cristallin un peu adhérent, tiré à l'hameçon.

Bon résultat. Exeat.

OG : V = 1/7 avec sph. + 8.

Revu le 19 juillet suivant.

OG : V = 1/2 avec sph. + 10 D.

Il subsiste encore un léger astigmatisme 2 D. 50.

Méridien : 140°. Pas corrigé par les verres.

Pupille très rouge, un peu déformée obliquement vers sa partie inférieure.

### Observation 139

N° 484. — Pierre B..., soixante-dix-sept ans, à Lentilly (Rhône).

Cataracte demi-molle OG. La baisse de la vision date d'un an environ. Actuellement, cataracte complète. Opération classique, sans incidents, le 2 mai 1903. Bon résultat immédiat. Pupille bien noire.

OG : V = 1/3 avec sph. + 8.

Lit N° 6 de G. ou + 12 D.

Le 17 juin suivant :

OG : V = 1/2 avec sph. + 10.

Lit 1 de G. avec + 14 D.

As. : 6 dioptries. M. 45°. Pupille type N° 1.

En décembre 1903 :

OG : V = 1 avec sph. + 11.

De près, même résultat.

Pas d'As. Pupille bien rouge, ronde et régulière. Pas de masses secondaires.

### Observation 140

N° 486. — Jean-Marie C..., soixante et un ans, Annonay (Ardèche).

Cataracte dure OD. Début il y a un an. Actuellement, V = q. Opération le 6 mai 1903. Procédé classique.

Pas d'incidents. Très bon résultat. A la sortie on note :

OD : V = 1/3 avec sph. + 11.

Lit N° 4 de G. avec sph. + 14.

Le 15 février 1904.

OD : V = 1/2 avec sph + 11.

Lit N° 1 de G. avec + 15.

Plus d'As. cornéen. Pupille un peu déformée, en trèfle de carte à jouer. Pas de masses.

## OBSERVATION 141

N° 490. — Blaisine H...., soixante-trois ans, à Rochefort (Savoie).

Cataracte demi-molle, OD. Opération, sans incidents, le 11 mai 1903. Pas de complications post-opératoires. Très bon résultat immédiat. A la sortie, la pupille est absolument rouge, sans masses.

OD : V = 1/7 avec sph. + 10.

Revue le 15 décembre 1903.

OD : V = 1/4 avec :

Sph. + 12 D. ; cyl. + 2 D. 75, axe 150.

Lit N° 2 avec :

Sph. + 14 D. ; cyl. + 2 D. 75, axe — 150°.

Pupille bien ronde, petite. Point central opaque mais ne gênant nullement la malade. Type N° 1.

## OBSERVATION 142

N° 493. — Eugène F..., soixante-trois ans, Annonay (Ardèche).

Cataracte dure OG. Opération le 11 mai 1903. Extraction simple. Pas d'incidents. La pupille reste bien noire.

Suites bonnes. Au départ de la malade on note :

OG : V = 1/10 avec sph. + 10 D.

Pupille ronde et uniformément rouge.

Revue le 2 décembre 1903.

OG : V = 1/4 avec sph. + 11.

Même aspect de la pupille. Un peu d'As. irrégulier non amélioré par les verres cylindriques.


## OBSERVATION 143

N° 502. — Pierre M..., soixante-dix-huit ans, Saint-Laurent-de-Mure (Isère).

OD : Cataracte demi-molle. Opération classique le 23 mai 1903. Le cristallin vient facilement. Bon résultat immédiat. Au départ du malade, bel aspect de l'œil. Pupille type N° 1.

OD : V = 1/7 avec sph. + 10.

Lit N° 5 de G. avec sph. + 14.

Revu le 10 décembre 1903.

OD : V = 1/12 avec sph. + 10 D.

Astigmatisme 6 D.; M. 4. Pas d'amélioration par les verres. Belle pupille bien noire, très nette.


## OBSERVATION 144

N° 505. — Marie C..., soixante-douze ans, Oullins (Rhône).

OD : Cataracte dure chez une diabétique (29 grammes de sucre par litre. Albumine : 0 gr. 75). Opération le 27 mai 1903 sans incidents. Il se produit seulement un petit hématome de la conjonctive au niveau de la prise avec la pince. Suites régulières. Au départ :

OD : V = 1/7 avec sph. + 9 D.

Ne sait pas lire.

Astigmatisme : 7 D. ; M. 4. Revue le 26 décembre 1903.

OD : V = 1/7 avec les mêmes verres (?).

L'astigmatisme a complètement disparu et la vision ne

s'est pas améliorée (?). Pupille type N° 1. Ajoutons que la malade présente une certaine torpeur intellectuelle et que ses réponses doivent être estimées à leur juste valeur.

## OBSERVATION 145

N° 506. — Joseph N..., soixante-quinze ans, Saint-Léger-sur-la-Bussière (Saône-et-Loire).

OD : Cataracte morgagnienne. Opération le 3 juin 1903. Sortie d'une bouillie blanchâtre. Extraction facile d'un petit noyau jaunâtre ovalaire. Bon résultat. Le pansement est renouvelé deux jours après. L'œil est en très bon état.

OD : V = 1/2 avec sph. + 10 D.

Ne sait pas lire.

Pupille elliptique, allongée verticalement vers le haut. Pas de masses secondaires.

Astigmatisme : 3 D. ; M. 90°.

21 février 1904. — La vision n'a pas changé. Même état de la pupille. Toujours pas de masses.

## OBSERVATION 146

N° 512. — Alexandre F..., douze ans, Saint-Amour (Jura).

Cataracte traumatique OD. Opération le 21 juin 1903. Discision difficile. Capsule très dure. Extraction très pénible de masses cristalliniennes sans noyau dur. Impossible d'extraire la capsule. On laisse la pupille encombrée de débris capsulaires qu'on discisera plus tard. Le malade quitte l'hôpital.

OD : V = Compte les doigts à o m. 70 avec + 10.

Cataracte secondaire, presque totale.

Nouvelle intervention le 2 octobre 1903. Extraction à la' pince d'un large lambeau capsulaire. Pas d'issue de vitré. Bon résultat.

OD : V = 1/5 avec : sph. + 12; cylind. + 2 avec 140°.

Astigmatisme 2 D.; M 45°. Prolapsus irien supérieur. Pas de douleurs. Pupille ectasiée en haut, mais bien noire.

Revu le 16 janvier 1904.

OD : V = 2/3 avec sph. + 11 D.

Lit N° 1 de G. avec + 15 comme antérieurement.

Le prolapsus persiste toujours. Pupille bien noire.

## OBSERVATION 147

N° 513. — Virginie D..., soixante-neuf ans, rue de la Guillotière, 115.

Cataracte demi-molle OD. Opération sans incidents par le procédé habituel, le 10 juillet 1903. Guérison complète le 20. La malade demande à partir.

OD : V = 1/16 avec sph. + 10 D.

Ne sait pas lire.

Pupille régulière avec un petit piqueté noirâtre.

Astigmatisme énorme : 14 D.; M 45°. Pas d'amélioration par les verres.

Le 12 septembre 1903.

OD : V = 1/4 avec sph. + 14 D.

Même aspect de la pupille. Type N° 2.

## OBSERVATION 148

N° 517. — Pierre R..., soixante-dix ans, rue Constantine, 1, Lyon.

Cataracte demi-molle OG. Opération le 6 août 1903. Procédé classique sans iridectomie. Le cristallin vient bien. Peu de masses. Pupille bien noire. Bon résultat immédiat. Le malade part le 18 août suivant. Les débris capsulaires encombrent légèrement la pupille. Type N° 2.

OG : V = 1/4 avec sph. + 12.

Lit à peine N° 12 de G. avec + 15 D.

As : 4 D. M. 45°.

Revu le 8 décembre 1903. Se plaint d'avoir vu double pendant un mois environ après l'opération.

Actuellement la diplopie a disparu. L'acuité visuelle n'a pas changé.

### OBSERVATION 149

N° 518. — François R..., soixante-treize ans, cultivateur, à Crest (Drôme).

OG : Cataracte régressive adhérente. Le 5 août, extraction après iridectomie, rendue nécessaire par les adhérences, d'un cristallin brunâtre. Pas d'incidents opératoires. 4 jours après, à l'occasion du premier pansement, on constate un peu d'eczéma palpébral. Exeat.

OG : V = 1/12 avec sph. + 10.

Ne sait pas lire.

Pupille bien large, quelques débris grisâtres à la partie inférieure. As : 4 D. M. 160°. (Type N° 3).

Revient le 24 octobre 1903.

OG : V = 2/3 avec sph. + 9 ; cyl. + 2 axe oblique 160.

As : 2ᵈ50. M. 160°. Belle pupille, largement éclairable.

### OBSERVATION 150

N° 520. — Marie F..., cinquante-cinq ans, Annonay (Ardèche).

Cataracte molle OD. Extraction simple, sans incidents, le 17 août 1903 ; la pupille reste bien nette. Résultat parfait. La malade part le 31 août 1903.

V = 1/12 avec sph. + 10.

Lit N° 8 de G. avec + 14 D.

Pupille type N° 1. As : 3 D. M. 105°.

La malade est revue à l'hôpital le 17 novembre 1903.

V = 2/3 avec sph. + 10 ; cylind. + 1ᵈ50 axe horizontal.

Lit N° 1 de G. avec sph. + 14 ; cylind. + 1ᵈ50 axe horizontal.

Même aspect de la pupille. L'As. a diminué de 1 D. dans le méridien horizontal.

OBSERVATION 151

N° 521. — François R..., soixante-quinze ans, Crest (Drôme).

Cataracte dure OD. Extraction, après iridectomie, le 17 août 1903. Bon résultat immédiat. Le malade demande à quitter le service.

OD : V = 1/6 avec sph. + 9.

Ne sait pas lire.

Pupille, type N° 3. Quelques filaments centraux légers.

As : 8 D. M. 60°.

Revu le 24 octobre 1903.

OD : V = 1 avec sph. + 9 ; cyl. + 2 D. axe 0 — 181°.

As : M. 4. 2ᵈ50. Pupille bien rouge, bien contractile.

Pas de déformation. Les masses ont complètement disparu.

OBSERVATION 152

N° 528. — Antoine B..., soixante-trois ans, Genas (Isère).

Cataracte demi-molle OG. Opération sans incident, le 30 septembre 1903. Pas d'iridectomie. Bon résultat.

Suites normales. Sortie le 8 octobre suivant.

OG : V = avec sph. + 9.

Ne sait pas lire.

As. 9 D. M 45°. Pas d'amélioration par les verres.

Pupille irrégulière, un peu étranglée à sa partie moyenne.

Quelques masses périphériques.

Le 5 février 1904, le malade vient pour changer ses verres.

OG : V = 1/2 avec sph. + 11 D.

As. = 1 dioptrie. MV. Plaque opacifiée, au centre de la pupille, formée par les débris de la capsule.

La pupille est toujours irrégulière.

Iris en tomate. Type N° 5.

## OBSERVATION 153

Nᵒ 530. — Étiennette V..., soixante ans, 38, rue Pierre-Dupont, Lyon.

Cataracte demi-molle OD. Opération sans incident, le 30 septembre 1903.

Pas d'iridectomie. Bon résultat immédiat.

Il reste quelques masses pupillaires qui disparaissent vite les jours suivants sous l'action de l'atropine.

Pupille Type Nᵒ 2.

OD : V = 1/9 avec sph. +8.

Lit Nᵒ 2 de G. avec + 12 D.

As. : 7 D. M H. Pas d'amélioration par les verres.

Trois mois après :

OD : V = 1/2 avec sph. + 13 D.

Lit 1 de G. avec + 15 D.

As. : 1 D. 50 M. 135 : Pupille T. Nᵒ 1.


## OBSERVATION 154

Nᵒ 534. — Catherine B..., soixante et onze ans, rue Paul-Bert, 107.

Cataracte dure OG. Extraction après iridectomie, le 7 octobre 1903. Malgré la brèche irienne, le cristallin vient très difficilement. Bon résultat au départ :

OG : V = 1/16 avec sph. + 10 D.

Lit Nᵒ 2 de G. avec + 14.

As. irrégulier considérable avec prédominance pour le méridien vertical, contrairement à la règle.

Pas d'amélioration par les verres cylindriques.

Pupille encombrée par une grosse masse centrale opaque.

La malade revient à la consultation le 21 février 1904.

OG : V = 1 avec sph. + 12.

Lit Nᵒ 1 de G. avec + 16 D.

L'As. a disparu. Pupille régulière.

Petites masses à la partie inférieure et en bas. Type Nᵒ 3.

## OBSERVATION 155

N° 535. — Antoinette C..., cinquante-six ans, Brindas (Rhône).

OD. Cataracte régressive. Opération le 9 octobre 1903.

Extraction combinée. Le cristallin vient en plusieurs fragments. Suites normales.

Sortie le 21 octobre suivant.

OG : V = compte les doigts à $0^m40$ avec $+ 11$ D.

Fond d'œil rendu inéclairable par la présence, dans le champ pupillaire, de grosses masses irrégulières. La malade est renvoyée à un mois. Elle revient le 24 novembre dans le même état.

Enfin, elle est revue une dernière fois en février 1904. A cette époque, on diagnostique une cataracte secondaire avec participation de l'iris. L'acuité visuelle a un peu augmenté et la malade compte maintenant les doigts à 1 mètre.

L'intervention secondaire est renvoyée à plus tard, quand les phénomènes d'irritation oculaire auront disparu.

## OBSERVATION 156

N° 540. — Joseph T..., soixante-douze ans, cultivateur à Mézieu (Isère).

OG : Cataracte dure sénile. Opération classique avec iridectomie le 4 octobre 1903. On constate une forte synéchie capsulaire en bas que l'iridectomie ne parvient pas à libérer. On pratique alors une iridectomie supéro-externe. Bon résultat. Suites normales. A la sortie :

OG : V = 1/16 avec sph. $+ 9$.

Lit N° 8 de G. avec $+ 13$ D.

Astigmatisme : M. 165, 8 dioptries. Pas d'amélioration par les verres. Pupille large, mais offrant quelques masses au niveau de la brèche faite à l'iris. Bonne pupille centrale, bien rouge.

Revu le 12 janvier 1904.

OG : V = 2/3 àvec sph. + 4 D. ; cylind. + 3 D. axe 0° — 165.

Astigmatisme : 6 D dont une partie seulement est corrigeable. Méridien 169°.

Lit N° 1 de G. avec sph. + 6 D.

Le champ pupillaire est absolument débarrassé des quelques masses qu'on apercevait au départ du malade. Type N° 3.

### Observation 157

N° 542. — Hélène T..., soixante-deux ans, rue Denfert, 57, Lyon.

Cataracte dure OD. Opération le 16 octobre 1903. Le cristallin, de couleur brun jaunâtre, adhère en bas et n'a pas de tendance à sortir facilement. L'iridectomie est pratiquée. Sortie d'un gros noyau. Bon résultat. Pas de complications post-opératoires. A la sortie :

OD : V = 1/4 avec sph. + 12.

Lit N° 3 de G. avec sph. + 16.

Astigmatisme : 6 dioptries. Méridien H. Pas d'amélioration par les verres cylindriques. Pupille type N° 3.

Revue le 22 décembre 1903.

OD : V = 1/2 avec cylindrique + 2 axe 70°.

Sph. + 12.

Lit N° 1 de G. avec sph. + 16 ; cylind. + 2 axe 70.

Même aspect à la pupille. Astigmatisme = 2 D. 50 axe 70°.

### Observation 158

N° 544. — Jean M..., soixante-dix ans, cultivateur à Brindas (Rhône).

OG : Cataracte régressive morgagnienne. Début il y a dix ans environ. Opération le 13 octobre 1903. Extraction simple par le procédé habituel. Bon résultat. Le malade

arrache son pansement le premier jour. Un peu de délire
post-opératoire. Il reste pas mal de masses dans le champ
pupillaire. On instille régulièrement de l'atropine. A la
sortie :

OG : V = 1/24 avec sph. + 10.

Ne peut lire aucun caractère de de W.

Astigmatisme : M H, cinq dioptries. Pas d'amélioration avec
les verres. Pupille offrant au centre une trame quadrangu-
laire, demi-transparente.

Revu trois mois après.

OG : V = 1/5 avec sph. + 10.

Lit N° 1 de G avec :

Sph. + 10 ; cylind. + 2 axe horizontal.

OG : M H. = 2 dioptries au Javal. Pupille bien rouge,
mais elle présente, comme au départ, une déformation en
cœur de carte à jouer.


OBSERVATION 159

N° 547. -- Clotilde B..., soixante-huit ans, Bonnéval
(Savoie).

Cataracte dure OD. Opération le 28 octobre 1903. Extraction sans iridectomie. Expulsion facile d'un cristallin noirâtre et dur. Pas de masses. Bon résultat. Suites des plus
normales. A la sortie :

OD : V = 1/5 avec sph. + 9.

Lit N° 5 de G. avec + 13 D.

Pupille un peu allongée horizontalement. Quelques flocons
grisâtres dans le champ pupillaire. Astigmatisme : 8 D. ;
M H. La malade revient le 22 février 1904 pour changer ses
lunettes.

OD : V = 1 avec sph. + 11 D.

Lit N° 1 de G. avec + 15 D.

Petit piqueté noirâtre sur le champ pupillaire. Pupille
type N° 1. L'astigmatisme cornéen a complètement disparu.

## OBSERVATION 160

N° 551. — Marie B..., soixante-six ans, boulevard Danton à Salons.

Cataracte dure OG. Opération sans incidents par le procédé habituel le 9 novembre 1903. — Bon résultat. Les suites sont normales. A la sortie :

OG : V = 1/10 avec sph. + 10.

1/6 avec :

Cyl. + 4 axe 0° — 180° ; sph. + 10.

Lit N° 2 de G. avec :

Cyl. + 4 axe horizontal ; sph. + 14 D.

As. 6 dioptries. M. H. Pupille un peu irrégulière; quelques filaments très minces.

Revu le 26 janvier 1904.

OG : V = 1/2 avec la même correction.

Lit n° 1 de G.

As. : 5 D. Méridien horizontal. Pupille type N° 1. Plus de masses.

## OBSERVATION 161

N° 553. — Louis S..., soixante-quatorze ans, religieux, Trappe d'Aiguebelle (Drôme).

Cataracte demi-molle OD. Opération le 18 novembre 1903. Procédé habituel. Extirpation facile du noyau. Il reste de nombreuses masses qui s'insinuent sous l'iris. On pratique alors une iridectomie avec conservation du sphincter. A la sortie :

OD : V = compte difficilememt les doigts à 0 m. 40 avec sph. + 10 D. La pupille est complètement encombrée par des masses secondaires. On renvoie le malade en le soumettant à une cure d'atropine. As. : 5 D. M. H.

Revu le 19 janvier 1904.

OD. : V = 1/10 avec sph. + 10.

La lecture n'est possible avec aucun verre.

As. = 2 D. M. H.

Les masses ont subi une régression partielle. Ce malade doit revenir.

## OBSERVATION 162

N° 557. — J.-Claude C..., quarante-huit ans, Felines (Ardèche).

Cataracte demi-molle OD. Pas de traumatisme antérieur. Opération sans incident le 4 décembre 1903. Extraction simple. Pupille bien nette. Pas de complication post-opératoire. Bon résultat.

A la sortie :

OD : V = 1/2 avec sph. + 10 D.

2/3 avec : Sph. + 10 ; cyl. + 2ᵈ 75 axe 165°.

Ne sait pas lire.

Pupille un peu irrégulière. Quelques filaments disposés en étoile. Type N° 2. As. : 5 D. M. 165°.

Revu le 26 février 1904.

OD : V = 1 avec sph. + 11 D.

Pas d'As. au Javal. Pupille régulière, nettement contractile et bien rouge.

# CONCLUSIONS

I. — S'il existe un nombre considérable de publications sur les résultats immédiats de l'extraction de la cataracte, nous montrons, dans notre chapitre d'historique, qu'il est loin d'en être de même pour les résultats éloignés.

II. — Il nous a été donné d'examiner 162 malades atteints de cataracte, tous opérés par M. le professeur agrégé Rollet. Ces 162 cas se répartissent de la façon suivante : cataractes séniles : 149 ; traumatiques : 8 ; congénitales : 4 ; diabétiques : 1.

III. — Nous avons comparé l'état des malades, 10 à 15 jours après l'opération, à l'état dans lequel nous les avons retrouvés, de 3 mois à 6 ans après leur départ de l'hôpital. En nous basant sur les chiffres établis, la moyenne du temps écoulé depuis l'intervention a été d'un an.

IV. — De ces examens comparatifs, nous avons pu tirer les déductions suivantes :

1° L'acuité visuelle à 5 mètres s'est élevée considérablement dans les douze mois qui ont suivi l'opé ration comme le montrent les chiffres obtenus aux différentes époques des examens.

| RÉSULTATS IMMÉDIATS | | | RÉSULTATS ÉLOIGNÉS | | |
|---|---|---|---|---|---|
| V = 1 . . . . . | 2.40 p. 100 | | V = 1 . . . . . | 12.60 p. 100 | |
| 2/3 à 1/4 . . . | 21,70 | — | 2/3 à 1/4 . . . | 59,75 | — |
| 1/5 à 1/8 . . . | 27,30 | — | 1/5 à 1/8 . . . | 11,03 | — |
| 1/9 à 1/10. . . | 13,80 | — | 1/9 à 1/10. . . | 13,85 | — |
| 1/11 à 1/15 . . | 12,90 | — | 1/11 à 1/15 . . | 2,75 | — |
| 1/16 à 1/30 . . | 17,20 | — | 1/10 à 1/30 . . | 0,40 | — |
| 1/30 à 1/50 . . | 3,08 | — | 1/30 à 1/50 . . | 0,40 | — |
| V = q . . . . . | 0,60 | — | V = q . . . . . | 3,75 | — |

2° Au point de vue de la vision rapprochée, cette amélioration de l'acuité est encore plus manifeste.

3° L'examen de la pupille, à intervalles éloignés, nous a montré la disparition graduelle des masses post-opératoires et l'éclaircissement spontané du champ pupillaire.

4° L'astigmatisme cornéen, qui était en moyenne de 8 D. chez nos opérés, a disparu complètement au bout de douze mois.

5° Les cataractes secondaires ont été exceptionnelles. Nous en avons trouvé, dans notre statistique, la faible proportion de 3,70 p. 100.

V. — En résumé, sur un ensemble de 162 sujets, il y a eu :

| | | |
|---|---|---|
| Augmentation de l'acuité visuelle . . . . | 124 fois | |
| État stationnaire de l'acuité visuelle . . . | 23 | — |
| Diminution de l'acuité visuelle . . . . . | 9 | — |
| Perte complète de la vision . . . . . . . | 6 | — |

Nous pouvons donc conclure à une amélioration de l'acuité visuelle chez la grande majorité de nos opérés.

VI. — Cette amélioration de l'acuité est due :

1° A la disparition de l'As. post-opératoire ;

2° A la résorption plus ou moins complète des masses secondaires ;

3° Peut-être à une rééducation de l'œil qui, n'ayant plus fonctionné depuis un certain temps, pouvait avoir perdu une partie de ses aptitudes.

# BIBLIOGRAPHIE


ABADIE. — De certaines complications consécutives à l'opération de la cataracte et des moyens d'y remédier (*Ann.*
*d'ocul.*, Bruxelles, 1882, p. 136-145).

— De l'accommodation dans l'aphakie (In *Journal*
*d'opht.*, année 1872).

ALBERT. — Recherches sur l'acuité visuelle mesurée plusieurs
années après les opérations de cataracte et sur la
cause la plus ordinaire de sa fréquente diminution
(thèse Paris, 1876).

ALBRAND. — Statistique d'opérations de cataractes séniles(*Rev.*
*générale d'ophtalmologie*, t. XVI, 1897, p. 86).

ANDOGSKI (N.). — Notes cliniques sur l'As. et sa correction
(*Wratch*, n° 36-37, 1894).

ANGELUCCI. — Vision des vieillards (*Revue gén. d'ophtalm.*,
1895, p. 147).

ANTONELLI. — La correzione ottica degli operati di cataratta
(as. post-operatorio, renova scatola di lenti per l'esame
degli afachici). (*Ann. di ottal.*, Pavia 1895, XXIV, 467-
478).

AMAT. — Théorie de la vision chez les opérés de cataracte ;
traitement fonctionnel (*Journal de méd. et de phar-*
*macie de l'Algérie*, Alger 1883, p. 50-55).

AURAND (L.). — Des résultats éloignés de l'intervention et de la
non-intervention dans les cataractes traumatiques ;
étude statistique (thèse Lyon, 1894).

Bachès. — Etude sur la cataracte secondaire et son traitement en particulier (thèse Paris, 1880).

Badal. — Statistique des opérations de cataracte pratiquées à l'hôpital Saint-André en 1881 (*Gaz. hebd. des sciences méd. de Bordeaux*, 1882).

Bailby. — Des résultats fonctionnels éloignés de la cataracte molle chez les enfants (thèse Lyon, 1894).

Bates (W.-H.). — A suggestion of operation to correct astigmatism (*Archives of ophtalmology*, janvier-avril 1894).

Berceot. — Quelques considérations sur le traitement des cataractes secondaires (thèse Paris, 1894).

Beertins-Sans. — Influence de l'âge sur les indices de réfraction des différentes couches du cristallin (*Archives d'ophtalm.*, 1891, p. 289).

Bitzos. — Cataractes primitives et secondaires spontanément guéries (*Progrès médical*, Paris 1897).

Bœrma et Walther. — Recherches sur la diminution de l'acuité visuelle avec l'âge (*Albrecht von Græfe's Arch.*, t. XXXIX, 2, p. 71 ; et *Revue gén. d'ophtalm.*, 1893, p. 441).

Bordier. — Précis de physique médicale. Acuité visuelle (thèse Bordeaux, 1893).

Bourgeois. — Résultats de 80 opérations de cataracte (*Bulletins et Mémoires de la soc. franç. d'opht.*, 1889, t. VII, p. 48).

Borry. — De l'enclavement irien, consécutif à l'extraction de la cataracte, principalement par la méthode française ; historique ; pathogénie ; prophylaxie (thèse Lyon, 1889).

Boussuge (P.). — De l'œil sénile (thèse Lyon, 1904).

Carron des Villards (C.-J.-F.). — Recherches pratiques sur les causes qui font échouer l'opération de la cataracte selon les divers procédés. Paris, 1834.

Chibret. — Lois des déformations astigmatiques consécutives à l'opération de la cataracte ; conséquences pratiques (*Bull. et Mém. soc. franç. d'opht.*, 1886, p. 66-67).

Cohn. — Diminution de l'acuité visuelle survenant avec l'âge (*Albrecht von Græfe's Archiv für Ophtalm.*, t. XL, fasc. 1er, p. 326 ; et *Revue gén. d'ophtalm.*, 1894, p. 301 ; *Annales d'ocul.*, 1894, t. II, p. 53).

Coppez. — *Journal de méd., chirurgie et pharmacie*, Bruxelles, 1887, p. 193-225).

Cuignet. — Accidents après l'opération de la cataracte (*Rev. d'opht.*, Paris, 1886, p. 257-266).

Czermack. — (*Zehenders Klin. Monatsbl. für Aug.*, t. XXIX, avril 1891).

Delbès. — De la résorption spontanée intra-capsulaire de la cataracte sénile (thèse Paris, 1896).

Deschamps. — Notes et réflexions sur une série de 200 opérations de cataracte (*Dauphiné méd.*, Grenoble, 1897, p. 169-184).

Dimmer (P.). — Remarques sur l'astigmatisme (*Revue générale d'opht.*, t. XVI, 1897, p. 367).

Dolganow. — Sur l'as. cornéen après l'extraction de la cataracte (*Troisième congrès des médecins russes*).

—  Notes cliniques sur l'astigmatisme et sa correction (*Wratch*, nos 36-37, 1894).

Dolzenkopf. — Obzor sotni operatsiy katarakt (*Vestnik oftalm.*, Kiew, 1892, IX, p. 26-28).

Duval. — De la cataracte secondaire (*Ann. d'oc.*, Bruxelles, 1844).

Ebner. — Statistique de 400 extractions de cataractes séniles (*Rev. gén. d'ophtalm.*, 1897, p. 86).

Evetsky. — Fréquence de la cataracte chez le vieillard (*Archives d'opht.*, 1887, p. 308).

Fage. — L'extraction simple de la cataracte sur les yeux atropinisés (*Bulletins et Mém. soc. franç. d'opht.*, Paris, 1894, p. 260-263).

—  Valeur et indications de l'iridectomie dans l'opération de la cataracte à propos d'une série de 30 extractions (*Gaz. hebd. de méd. de Bordeaux*, 1891, p. 606-608).

Forster. — De l'accommodation dans l'aphakie (In *Journal d'opht.*, 1872).

Fuchs. — Manuel d'ophtalmologie.

Galezowski. — Statistiques d'opérations de cataractes (*Recueil d'ophtalm.*, 1887, p. 263).

— Leçons cliniques sur l'opération de la cataracte(*Rec. d'opht.*, Paris, 1884, p. 589-594).

Gayet. — Essai sur la recherche de l'A. après l'opération de la cataracte ; nécessité d'employer partout une méthode uniforme (*Festschr. z. Feier H. von Helmotz, Hamb. u. Leipzig*, 1891, p. 62-64).

Herrnheiser. — Evolution de la réfraction de l'œil humain (*Zeitschr. für Heilkunde*, 1892 ; et *Revue générale d'opht.*, 1894, p. 99).

Huge. — De la cataracte secondaire et de son extraction par la sclérotique (thèse Strasbourg, 1875).

Jakson (E.). — Astigmatism following cataract extraction and other sections of the cornea (*Tr. Pan. Am. M. Cong. 1893*, Washington, 1895, pt. 2, 1430-1435).

Jalabert. — Catalogue général des thèses d'oculistique soutenues dans les Facultés françaises depuis leur origine jusqu'à nos jours, par ordre de matières, par ordre alphabétique et par noms d'auteurs (*Montpellier médical*, 1893, n° 4, p. 662).

Jensen (Ed.) de Copenhague. — Quelques recherches sur la réfraction des individus âgés (*Hospitalstidende*, 1889, n° 11 et *Archives d'opht.*, 1900, p. 453).

Katz. — Contribution à l'étude de l'influence de l'âge sur l'acuité visuelle (*Westnik Ophtalmologii*, nov.-déc. 1896).

Knapp. — Statitics of cataract operation, with comments(*Opht. Rec.*, Chicago, 1897, p. 383).

Kœnig. — Guérison spontanée de la cataracte (*Progrès méd.*, Paris, 1897).

Kollock (C.-W.). — Changes in refraction after cataract extraction (*Med. News. Phila.*, 1893).

— 143 —

KRAMSZTYK. — Du prolapsus de l'iris après l'extraction de la
cataracte (*Ann. d'ocul.*, Paris, 1891, p. 280-288).

KRIVITSKI (V.-J.). — Ob astigmatizmie regovoi obolochki pros-
lie operatsii iridecktomii i prostoï linearnoi ekstraktsii
(thèse Saint-Pétersbourg, 1896).

LOPEZ (E.). — Spontaneous cure of prolapse of iris after cataract extraction (*Arch. opht.*, 1891, XX, p. 269).

MAGNE. — Effets des mydriatiques dans les adhérences iritiques
(*Bull. de soc. de méd. prat. de Paris*, 1863, p. 26-31).

MAITREJEAN (Antoine). — Traité des maladies des yeux, Paris,
1707.

MARSHALL (C.-D.). — On the immediate and remote resuets
of cataract extraction (*Roy. London opht. Hosp. Reports*, 1895, p. 52-219).

MARTIN (G.). — L'astigmatisme chez les opérés de cataracte
(*Ann. d'ocul.*, mars 1895).

—     La cataracte secondaire ; sa fréquence, sa cause, le
moyen de l'éviter (*Rev. mens. des mal. des yeux*, Mar-
seille, 1889).

MASSON. — Etude sur l'astigmatisme cornéen et la perception
des couleurs chez les opérés de cataracte (thèse Lyon,
1883).

MEYER. — Ueter spontane Resorption von cataracta senilis
(*Gœttingen*, Berlin, 1887).

MIRAULT. — Lettre au docteur Cunier (*Ann. d'ocul.*, 1844, p. 73).

MITVATSKY. — *Centralbl. f. prakt. Augen.*, octobre 1892.

NEUBURGER. — De la fréquence du développement de la cataracte aux différents âges (*Rev. gén. d'ophtalm.*, 1894,
p. 389).

NEUSCHULER (M.) fils. — De l'As. post-opératoire (*Rec. d'opht.*,
Paris 1871, p. 515-519).

NUEL (M.-J.-P.). — De certains troubles cornéens consécutifs
à l'opération de la cataracte (*Bull. et mém. soc. franç.
d'opht.*, Paris, 1892, p. 248).

PANAS. — Traité des maladies des yeux.

—     Des opérations de cataracte par extraction, pratiquées à la clinique de l'Hôtel-Dieu dans les trois dernières années (*Bulletin acad. de méd.*, Paris 1888, p. 64-69).

PFINGST. — Des mensurations de la cornée après l'extraction de la cataracte(*Arch. of Ophtalmology* et *Ann. d'ocul.*, 1897, p. 276).

PILONI. — Récupération tardive de la vue après une opération de cataracte (*Rev. clin. d'ocul.*, Bordeaux, 1881, p. 273-276).

RING. — The combined versus the simple extraction of cataract. A study, of ever 2.000 cases (*Medical Record*, 25 février 1895).

ROLLET (Et.). — 500 opérations de cataractes séniles (*Lyon médical*, 3 novembre 1901, p. 611-616).

ROOSA (D.-B.-St-J.). — Astigmatism after cataract extractions (*Internat. clin. Phila.*, 1895, p. 298).

SANTOS FERNANDEZ. — Disminucion inesperada de la agudeza visual perfecta depues de la operacion de la catarata (*An. r. Acad. de cien. med. de la Habana*, 1886-1887, p. 324-332).

SCHUMNAY. — Statistiques d'opérations de cataracte à New-York (*Rev. gén. d'ophtalm.*, t. XVI, 1897, p. 414):

SCINENTI (E.). — Obs. ophtalmométriques sur 146 opérés (*Ann. di ottalmologia*, 1896, p. 299-329).

SUAREZ DE MENDOZA. — Sur le succès immédiat et l'insuccès tardif dans l'opération de la cataracte (*Bull. et Mém. soc. franç. d'opht.*, Paris, 1887, p. 137-139).

TAVIGNOT. — Mémoires sur les cataractes secondaires, Paris, 1843.

TROUSSEAU (A.). — Les maladies générales et l'opération de la cataracte (*Med. mod.*, Paris, 1889-1890, p. 225-228).

TRUC et VALUDE. — Nouveaux éléments d'ophtalmologie, Paris, 1896.

VACHER. — Remarques sur 100 opérations de cataractes,50 avec iridectomie, 50 sans iridectomie (*Bull. et Mém. soc. franç. d'opht.*, Paris, 1893, p. 543-549).

Vignes (L.). — Quelques mots sur les cataractes secondaires (*Rec. d'opht.*, Paris, 1891, t. X, p. 222-227).

Wagenmann. — Beitrag zür Kenntniss der Circulationstörungen in den Nitzhautgefässen (*A. von Græfe's Arch.*, t. XLIV, p. 219-242).

Wagner (H.-L.). — Experimental researches on opacities of the cornea after cataract operations (*Roy. London Hosp. Rep.*, 1897, p. 79).

Warnatz. — Resorptio cataractœ spontanea (*Zeitschr. f. Ophtalm.*, t. V, 1835, p. 123).

Wecker (de) et Landolt. — Traité complet des maladies des yeux, t. II, p. 248).

Wentzel. — Traité de la cataracte, Paris, 1786.

# TABLE DES MATIÈRES

LYON

A. STORCK & C<sup>ie</sup>, IMPRIMEURS-ÉDITEURS

8. Rue de la Méditerranée, 8

www.ingramcontent.com/pod-product-compliance
Ingram Content Group UK Ltd.
Pitfield, Milton Keynes, MK11 3LW, UK
UKHW021937070726
13614UKWH00001B/478